KB124311

마흔의
몸공부

**일러두기**

본문 중 동의보감의 내용을 인용한 것은 괄호 안에 동의보감 조문 제목으로 표기하였다.

【 박용환 】 지음

[동의보감]으로 시작하는

마흔의 [몸] 공부

이와우

# 차례

【 1부 】

# 내 몸을 읽다

## 【 2부 】

# 내 몸을 둘러싼 여섯 가지 기운

"원장님, 많은 사람들이 한의학에 대해서 제대로 알고 싶어
합니다. 그런데도 깊이 있는 한의학에 대해서 쉽게 설명해주는
대중서가 없어요. 요즘은 한방 치료가 세계에서도 인정받을 만
큼 정말 훌륭하잖아요? 몸을 이해하고 치료하는 원리를 정통
한의학으로 설명해주면 좋겠어요. 동의보감에도 해박하시고
강의도 많이 하시던데 진짜 한의학을 알게 해줄 그런 책을 써
주세요."

이 책은 마흔이 넘으면서 건강관리를 꼭 해야겠다 생각한
다는 몇 분의 이런 요구에서 시작되었다. 실제 마흔 중반을 넘
기니 '건강'이라는 문제에서 뭔가가 많이 달라졌다. 주변 사람
들이 이제 몸이 예전 같지 않다는 말을 수시로 하고, 체중이 예
전처럼 잘 안 빠진다며 허탈해하며, 아픈 사람들도 많아졌다.

극단적으로는… 또래인데도 불구하고 큰 병이나 죽음으로 가는 사람들마저 있다. 나는 평소에 운동을 즐기는 편인데, 40이 되더니 100미터를 전력질주하는 것이 힘들어지고, 예전에 잘 못 느끼던 피곤함도 느껴지곤 한다. 이래서 마흔 되면 몸이 달라진다는 소리를 하는구나…. 물론 50대인 분, 더하게는 80대 고령이신 분들이 들으면 웃으시겠지만.

한의학에서는 40대가 되면서부터 몸 상태가 현저히 달라진다고 한다. 성장기 이후에 노화가 조금씩 진행되다 40부터는 오장육부의 본격적인 노화가 시작되는 것이다. 그러기에 늦어도 나이 마흔에는 반드시 몸공부를 해야 한다.

그런데, 정작 몸관리를 하고 싶은데 '몸공부를 어떻게 하는 거지?' 또는 '아프면 의사에게 맡기는 거지 뭐. 내가 할 수 있는 건가?' 하고 생각하는 분들도 있을 것이다. 현대의 서양의학은 일반인을 배제한 전문적인 내용만으로 가득 차서 내 스스로는 어떻게 해야 할지를 모르게 되는 경향이 있다. 반면 한의학은 실제적으로 내 몸을 살피고 돌보고 원리를 파악해서 실생활에 적용할 수 있는 특징이 있다.

그런 면에서, 동의보감 내용을 내 몸을 쉽게 이해할 수 있도록 하는 안내서라고 생각하고 인문학적 통찰로 글을 써보았다. 몸공부는 의사들의 전유물이 아니다. 개인의 건강을 위해서, 올바른 명상을 위해, 자기계발을 목적으로, 행복한 삶을 위해서…
수십 가지 이유로 일반인들도 꼭 해야 한다.

마흔이 되려고 하는 서른은 당연히 몸공부를 해야 한다. 그
때의 준비가 행복한 마흔을 열어줄 것이다. 쉰이 넘은 분들도
아직 늦지 않았다. 다시 마흔 이하의 몸으로 가려면 근본적인
원리를 알고 실천하면 된다. 개인적으로, 이런 내용은 유치원,
초등학교 때부터 가르쳐야 한다고 생각한다. 몸에 대해서 생각
하는 몸공부를 안 하니 커서도 의사에게만 건강을 맡겨버리는
일이 발생한다.

그런 면에서 세포를 알거나, 근육의 이름을 외우거나, 질병
을 분류하는 것은 정작 생활에서는 의미 없는 일이다. 내 몸이
왜 이런 식으로 반응하는지, 어떤 원리에 의한 것인지만 알아
도 건강관리를 할 수 있다. 그것이 '몸공부'다. 아이들이 내 몸
을 소중히 여기고 관리할 줄 알면, 커서도 훨씬 행복하고 자기
가 하고 싶었던 꿈에 더 빨리 다가갈 수 있을 것이라 생각한다.
이런 동양의학, 한의학의 지혜를 전 세계 사람들에게도 알려주
고 싶다. 기회가 되는 대로 외국에다 이 이야기를 전할 것이다.
요즘은 서양의학계에서도 한의학을 받아들여 이해하려 하고,
서양인들도 한의학 치료를 잘 받아들이고 있다고 들으니 이제
때가 무르익고 있는 것 같다.

이 책에 쓰인 내용은 허준의 동의보감을 기반으로 이루어졌다. 정-기-신은 동양의학계에서도 허준이 동의보감에서 처음으로 체계화해서 발표한 것이다. 정-기-신을 가장 서두에 내세운 기저에는 허준의 깊은 뜻이 숨겨져 있다. 그 이전의 의서들은 질병 위주로 쓰여 있었는데, 허준은 질병 이전에 내 몸이 왜 지금 이렇게 되었느냐를 바라보라고 이야기한다.

지금의 나를 있게 한 것은 지금까지 꾸준히 내가 해온 것들의 결과물이다. 내가 먹는 것이 나를 결정하고, 입는 옷, 자는 곳, 일하는 환경, 함께하는 관계가 나를 만든다. 내가 지금 아픈 곳이 있다면 그럴 만하게 먹고 일하고 자고 했을 것이며, 지금 너무나 건강하다면 그럴 만하게 먹고 웃고 운동했을 것이다. 생활습관이라 할 수 있는 일상이 모여서 지금의 나를 결정하기에, 아프기 전에 미리 몸을 관리하면 건강하게 살 수 있지 않겠냐고 말하고픈 내용이 허준의 동의보감에 꽉 찬 정신이고, 그것이 정-기-신으로부터 시작하는 내용들이다.

외부의 여섯 가지 기운(육기六氣)이 내부의 여섯 가지 기운으로 바뀌면서 나에게 영향을 미치는 것은 한의사들의 임상 경험에서 우러나오는 해석이기도 하다. 보통 외부의 기운은 나쁜 기운(사기邪氣)으로 몸에 영향을 미치는데, 그렇다 하더라도 몸 속의 좋은 기운(정기 正氣)이 충만하면 이겨낼 것이요, 몸 속 역시 나쁜 기운들로 지배가 되면 병에 걸릴 수 있다. 그것을 여러 사례를 들어 쉽게 설명하려 노력했다. 서양의학, 생물학적 사고에 찌든 사람들은 이런 내용들에 대해서 아마 감도 못 잡을 것이다. 하지만 이 책을 읽고 곰곰이 생각하고 차분히 내 몸을 명상해본 사람들은 충분히 공감할 것이다. 풍이 신경질환과 유사하다는 식의 논리는 일부러 피했다. 한의학과 양의학을 어설프게 연결 짓는 것이 혼란을 가중시킬 것 같았다. 유추와 압축, 추상화, 형상화로 전달되어진 동양학의 묘미를 현대 사회에서 쉽게 이야기하는 건 정말 쉽지 않지만 최대한 쉬운 용어로 편하게 풀이하려 애썼다.

이제 여러분은 몸공부를 하는 문을 열었다. 공부는 적용하기 위해서 하는 것이다. 몸속 정-기-신-혈을 지키려 하고, 나쁜 기운들을 물리치고자 생활에서 실천하자. 그러고 나면 문 안쪽의 세계가 더 궁금해질 것이다. 감기나 일상의 여러 병들뿐만 아니라 수많은 난치병들, 현대 양의학이 손 놓는 질환들까지 어떻게 한의학이 치료할 수 있는지 신기함을 넘어서 이해하게 되면 좋겠다. 그 이해를 통해서 이 책을 읽은 한 분 한 분이 더 건강한 삶을 일궈나간다면 더없는 보람일 것 같다.

이 책을 쓰게끔 계기를 마련해준 이와우 출판사의 우재오 대표님께 깊은 감사를 드린다. 대표님이 방향을 계속 설정해주지 않았으면 이런 내용의 책이 나오지 못했을 것이다. 항상 내 곁을 온 마음을 다해서 살펴주는 아내 지현과 내 삶의 보물 서영, 승준에게 무한한 사랑을 보낸다. 이 책에 삽입된 그림은 서영이가 그렸다. 각 챕터마다 내용을 한 장의 그림으로 담아달라는 부탁을 했는데, 한참을 토론하면서 어떻게 그려낼까를 굉장히 고민했다. 나의 생각을 잘 표현해주어 참 고맙다. 이 그림들로 독자들은 더 많은 것을 생각할 수 있을 것 같다. 양가 부모님, 동생 가족과 처남 모두의 건강과 행복을 기원한다. 진료실에서 나를 도와주는 든든한 최보미, 최솔이 실장님께도 감사의 인사를 전해야겠다. 환자분들께 드리는 관심과 정성을 빛나게 해주신 덕에 하랑한의원이 발전하고 있다. 나를 믿고 치료 받으러 전국 각지와 해외에서 오시는 모든 분들께 감사드린다. 이 책에 쓰인 정통적인 내용과 현대의 빠른 기술들을 통합한 최고의 한의학적 치료를 선사해드리도록 계속해서 정진하겠다는 각오를 해본다.

2019. 2. 27.

박용환

# 내 몸을 읽다

# 동의보감을 시작하는
# 그림의 비밀

    사람의 몸을 공부하기 위해서 가장 먼저 해야 할 것은 무엇인가?

    동양의 관점에서 몸을 가장 처음 공부하기 위해서는 '몸은 어떻게 만들어진 것일까', '인류의 기원은 무엇일까' '우주의 출발은 무엇일까'와 같은 질문을 던졌다. 동양에서는 마치 종교적인 질문 같은 의문들을 일상에서 자주 토론하고 사유하며 즐겼다. 동양 의학의 가장 큰 축이라 할 수 있는 한의학은, 몸에서 나타난 증상들의 원리를 이런 철학적인 사유를 바탕으로 해서 설명하려 한다. 몸에 드러난 것은 실재인데 해석은 철학을 이용하니 가끔 억지스러워질 때도 있지만, 수천 년 동안 궤를 같이하다 보니 철학적 원리 설명의 수준이 상당히 높아졌다. 동

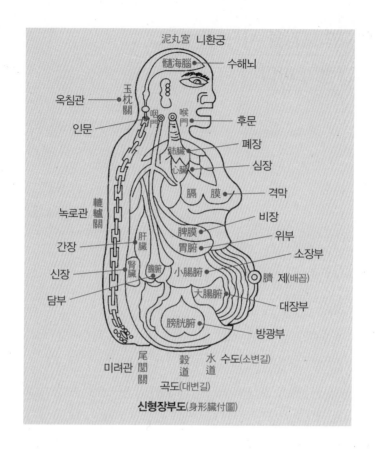

**신형장부도**(身形臟付圖)

의보감을 처음 펼쳤을 때 나오는 「신형」이라는 부분은 이런 내용을 담았다. 우주의 시작, 생명체의 근원, 호흡의 근원 등을 먼저 탐구한다. 동의보감 「신형」편은 이와 같은 그림 하나로부터 시작한다.

이 그림을 마주하고 나서의 첫 느낌은, '참 못 그렸다'는 것이었다. 이어서 떠오른 두 번째 생각은 '왜 이런 식으로 그렸지?'라는 것이었다. 간혹 한의학을 비하하려는 자들이 이 그림을 두고 해부학도 모르는 것 아니냐고 말하곤 하지만, 그것은 그림을 이렇게 그린 이유를 전혀 모르는 무지에서 나오는 말이다. 인체에 대한 이해뿐만 아니라 이렇게 그리게 된 배경을 이룬 역사, 철학 등의 인문학적 소양이 있어야 무슨 뜻에서 이러한 그림이 나오게 되었는지 비로소 이해하게 된다. 당대 동아시아 의학의 판도를 바꾸고, 몇백 년을 넘도록 현대에까지 영향을 미치게 된 의학 서적의 그림이 별생각 없이 획획 그려진 그림은 아니지 않겠는가!

먼저, 아이가 그린 듯한 수준의 그림 실력부터 짚어보자. 옛사람들이 그림 실력이 낮아서 이렇게밖에 못 그렸을까? 절대 아니다. 무수한 걸작의 동양화를 보다 보면 사실주의적인 기법이 너무 정교해서 깜짝깜짝 놀랄 때가 한두 번이 아니다. 동양화의 그림들은 표현도 사실적이지만, 그 기운까지 그대로 전하는 독특한 매력이 있다. 화폭에서 툭 하고 튀어나올 듯한 극적인 느낌까지 전해진다. 옛사람들이 벽에 나무를 그렸더니 새가 와서 앉으려고 했다는 말은 과장이 아닌 듯하다. 인물화, 즉 초상화에서도 역시 마찬가지다. 조선시대 이채나 윤두서의 초상을 보면 수염 한 올부터 입고 있는 옷 안의 자그마한 무늬까지 자세히 그려놓았다. 이 무늬들은 눈을 가늘게 떠서 봐야 겨우 보이는 차원의 것들이다. 거기에다 표정에서 읽히는 단아함이나 강직함 등, 인물의 기상까지 전하는 솜씨에는 절로 감탄이 흘러나온다.

이 정도로 그림을 정확하게 그려내는 수준의 사람들이, 국가에서 주도하는 중요한 의서에 들어가는 사람 몸에 대해서 이런 식으로 그려낸다는 것이 의아하지 않은가? 혹, 해부를 못 해서, 알지 못해 그런 것이 아니냐고 할 수도 있겠다. 시대를 거슬러 올라가면 꼭 현재의 실습처럼 해부를 하지 않아도 사람 몸 안에 어떤 것이 있다는 것은 관심만 가지면 볼 기회는 많았다. 칼을 이용한 싸움이 잦았으며, 사람의 몸을 찢고 자르는 형벌이 난무했다. 전쟁이 잦아 보기 싫어도 사람의 내장까지 볼 수밖에 없었다. 만약 의사의 신분으로 항상 몸 안이 궁금하던 차라면, 마음만 먹으면 관찰할 수 있었을 것이다. 어쨌든, 동의보감 본문 안의 오장육부를 묘사한 내용을 보면, '과연 해부를 하지 않고 이 정도까지 표현할 수 있을까' 할 정도로 그 설명이 세세하고 구체적이다. 또 중국도 그렇고 조선에서도 그렇고 인체 해부를 아예 막은 것은 아니었다. 그래서 해부한 모습에 관한 그림도 역시 전해진다. 그러한 그림을 제쳐두고 왜 이렇게 그렸을까 하는 것이 지금 이야기하려는 화두이다.

자연스럽게 '왜 이렇게 그렸을까' 하는 다음 생각으로 넘어간다. 〈신형장부도〉라고 불리는 이 그림은, 살아 있는 사람에 대해서 이야기하고 싶어서 이렇게 그린 것이다. 한의학은 살아 있는 사람의 기운을 중요시하여 치료한다. 기와 혈이 어떤 식으로 움직이고, 오장육부가 나타내고자 하는 뜻과 호흡과 명상을 전하는 것이 더 중요하다는 것이다. 살아 있는 기운이 움직이는 모습을 표현하다 보니 각 부분에 숨어 있는 스토리만 전해도 인체를 이해하는 데 전혀 문제가 없다.

해부학적인 지식은 당연히 한의학에서도 중요하다. 해부학적인 면에서 기능을 고려하기 때문이다. 하지만 일차적으로 그것은 죽은 사람에 대한 것이라 살아 있는 기를 표현하지는 못한다. 살아 있는 기를 표현하려면 다른 방식이어야 한다. 양의학에서는 시신을 해부한 모습이 가장 중요하다. 수술을 할 때면 정확한 해부학적인 지식이야말로 가장 중요한 핵심이다. 그러니 수술이 필요하다면 당연히 근육과 뼈, 혈관의 위치와 신경이 전하는 경로를 그리는 게 맞다. 하지만, 수술 외에 대부분의 질병을 접근할 때에는 기능적인 면을 고려하는 것이 훨씬 더 중요하다. 서양 의학에서도 내과적인 치료를 할 때는 오장육부의 기능으로 생각하지 해부학적인 묘사가 더 중요하지

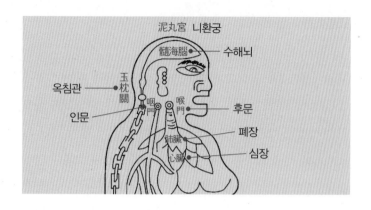

泥丸宮 니환궁

髓海腦 — 수해뇌

옥침관 — 玉枕關

咽門 인문

喉門 — 후문

肺臟 — 폐장

心臟 — 심장

는 않다. 살아 있는 사람의 기운의 모습, 그것이 동의보감식의 동양학에서 그린 인체의 모습이다. 그래서 사람 속을 표현하는 그림의 이름도 '해부도'가 아니라 '신형장부도'이다.

그럼 이제 그림을 찬찬히 관찰해보자. 먼저 눈을 어슴츠레 내리깔고 입을 벌리고 있는 모습이 두드러진다.

이 모습은 명상을 할 때를 묘사한 것이다. 호흡을 깊이 하면서 명상에 들어갈 때는 의수단전(意守丹田, 의식을 단전에 집중한다)이라 해서 호흡한 기운이 단전에 모이도록 했으며, 그때 시선은 앞을 보는 게 아니라 단전이 있는 배를 향하게 한다. 눈을 감으면 잠이 오고, 뜨고 있으면 주변에 의식을 빼앗기기에 뜬 듯 감은 듯한다. 입은 아주 살짝 벌리되 혀끝을 입천장에 가져다 댄다. 그러면 호흡이 안정되고, 인체의 앞뒤 축을 담당하는 독맥

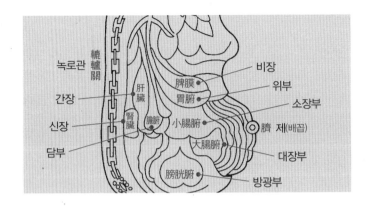

녹로관轆轤關
비장
脾膜
위부
간장
肝臟
胃腑
소장부
신장
腎臟　膽腑　小腸腑
臍　제(배꼽)
담부
大腸腑
대장부
膀胱腑
방광부

督脈과 임맥任脈이라는 경락이 연결된다. 시선이 향하고 있는 배 쪽으로 먼저 가보자.

배는 배꼽을 중심으로 파도를 치고 있다. 얼핏 보면 배꼽을 너무 지나치게 크게 묘사했고, 배에는 주름이 가득하다. 이런 설명을 하지 않고 그림을 보여줬을 때 어떤 이는 "배가 튼 자국인가요?" 하며 웃기도 했다. 배의 주름은 마치 풀무질을 하듯이 호흡을 통해서 기운이 들락날락하는 것을 묘사한 것이다. 아주 천천히 깊은 호흡을 하면서, 들숨에서는 배가 앞으로 쭈욱 팽창하여 커지고, 날숨에서 뒤로 쑤욱 들어가는 모습이다.

서양 의학에서 배꼽은 존재가치가 없는 흔적 기관일 뿐이지만, 한의학에서 배꼽은 상당히 중요한 위치를 차지하는 부위다. 사람 몸의 중심으로 보았으며, 선천적인 기운과 후천적인 기운이 이어지는 부위이다. 이 부분을 중심으로 단전의 기운이 움직인다. 그러니 항상 따뜻하게 유지하는 것이 중요하다. 서양에서도 기능 위주로 인체를 이해하는 곳에서는 배꼽을 강조한다. 그냥 서 있으면 인체의 중심은 다른 곳이겠지만, 팔을 활짝 벌려 서 있으면 배꼽이 중심이 된다는 것이 레오나르도 다 빈치의 생각이었다. 이렇듯 배꼽은 인체의 중심이요, 단전의 기운이 보존되는 통로다. 한의학에서는 단전에 있는 원기를 보존하는 것을 중요하게 여긴다. 그래서 배꼽을 크게 강조했다.

오장육부의 그림들은 위치 위주로 대략적으로 그려놓았고, 해부학적인 생김새보다는 각각의 기능과 연관되어서 그것을 묘사하여 그렸다. 후에 오장육부 편에서 각각의 기능과 더불어서 다시 자세히 그림으로 표현했다. 동의보감에 나오는 오장육부 각각의 그림들도 실제 해부학적 모습도 반영되어 있지만, 다분히 기능적인 면들이 많다. 특히, 오장육부 각각에 신이 깃들어 있고, 기운이 움직이는 모습으로 표현해놓았기 때문에 이 그림들이 마치 하나의 스토리를 전하는 듯한 모습이다.

심장의 모습을 예로 들면, 우리가 알고 있는 심장의 모습을 일단 잠깐 지워놓자. 심장의 기능은 무엇인가? 좌우심방에서 피가 휙휙 돌아다니면서 펌프질을 해서 우리 몸 전체에 혈액이 순환하게 하는 기관이다. 그리고 워낙 중요한 기관이기에 심장을 보호하고 보완해주는 기관들이 많다. 미주신경이라든지 림프절 같은 기관들이 심장을 보호하기도 하고, 기능을 보완해주기도 한다. 이런 것을 한의학에서는 심포(心包, 심장을 싸고 있는 막)라고 부른다. 심장에는 또 한 가지 중요한 역할이 있다. 바로 정신적인 역할인데, 심장의 다른 이름은 마음이다. 그래서 마음을 모을 때 심장 부분에 손을 가져다 대고, 기도를 할 때 합장을 하며, 마음이 아프면 실제로 심장이 부서질 듯한 느낌을 받는다. 그런 마음은 어떻게 표현할까? 혈액 순환과 함께 마음이 깃들어 있는 장부로서의 심장을 한 번 그림으로 표현해보기를 바란다. 그랬다면 동의보감에서 마음을 그림으로 어떻게 표현했는지 보자.

우리 동북아시아의 민족들은 인류의 기원을 북두칠성이 있는 쪽에서 왔다고 믿었다. 이 북두칠성이 호위하는 하늘의 큰 별자리가 있으니, 삼태성三台星이다. 삼태성은 북두칠성 국자 부분 바로 아래에 있는 세 개의 별로 하늘에서 인간들의 수명과, 제후 그리고 전쟁을 관장한다고 믿었고, 하늘에 삼태성을 본따 관직에서도 영의정, 우의정, 좌의정으로 만들었다. 북두칠성과 더불어 삼태성은 북반구 밤하늘에서 기준점으로 항상 밝게 빛나는 별자리다. 그래서 정성을 들여서 마음을 다해 기도를 할 때면 항상 북두칠성을 보고서 빌었다. 북두칠성은 동북아시아, 특히 우리나라의 정신에 미친 영향이 매우 크다. 마음이라는 것을 표현하는 데에도 북두칠성, 일곱 개의 별로 묘사하지 않았을까?

피어나지 않은 연꽃처럼 생긴 것이 위는 크고 아래는 뾰족해서 지금의 하트 모양과 닮았다. 그리고, 심장을 싸고 있는 막

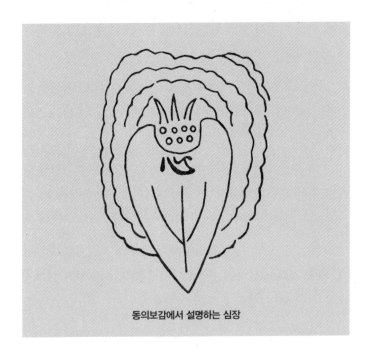

동의보감에서 설명하는 심장

을 표현함과 동시에 사방으로 뻗어 나가는 혈액 순환의 기운을 표현했다. 심장 중간에는 삼태성을 뜻하는 세 가닥의 털 모양과 북두칠성을 뜻하는 일곱 개의 구멍을 그렸다.(心形象, 심장이 생긴 모양) 자, 이렇게 알고 보니 그냥 심장을 보이는 곧이곧대로 그린 좌우심방과 심실로 나뉜 튜브 형태의 그림보다는 훨씬 깊이가 있지 않는가? 한의서에 그려진 사람 모습에 대한 그림들은 이런 코드와 스토리를 알고 있으면 훨씬 더 깊이 이해가 된다. 그리고 이런 이야기들은 신화 같은 이야기로 끝나는 것이 아니라 실제로 의학적으로 활용되어 치료할 때 중요한 포인트가 된다. 지금은 여러분이 믿기지 않을지 몰라도 앞으로 이 책에 쓰일 내용들을 읽어나가면 이 말뜻이 충분히 와 닿을 것이다.

이렇게 차근차근 알고 보니, 살아 있는 모습을 표현하는 것은 사실 그대로 해부한 것처럼 그리는 것보다 차라리 이렇게 그리는 게 훨씬 전달력이 강하고, 또 천재적인 방식 같아 보이지 않는가?

동의보감의 처음, 즉 몸공부는 〈신형장부도〉 그림으로부터 시작한다. 이 한 장의 그림의 의미를 자세하게 전달하기 위해서 처음 시작하는 대목이 신형이다. 질병부터 떡 하니 나와 병에 대한 공포를 조장하기보다는 건강하게 살아가는 모습부터 적어 안내를 한다. 아침 점심 저녁에 따라 다른 하루의 일과, 봄 여름 가을 겨울마다의 섭생, 장소마다 혹은 신체의 부분마다 다른 방식으로 건강하게 사는 원칙을, 본문이 본격적으로 시작하기 전, 총괄적인 요약본인 그림 한 장으로 시작하는 것에서 허준의 재치가 느껴진다.

앞으로 이 그림 속에 숨어 있는 사람 속 코드들을 하나하나 파헤쳐볼 것이다. 몸속 기운을 채우는 것에서부터 출발해서, 몸 바깥에서 영향을 끼치는 것, 몸 내부 환경을 만드는 요인들과 안팎의 기운들이 얽히고설켜 생기는 갖가지 병들의 근원을 알아보려 한다. 인체를 상하 전후 좌우로 나누어 부분마다 가지는 의미에 대해서도 심층 탐구해보려 한다. 자연스럽게 인체의 구성 원리와 우주 자연의 섭리와 함께 움직이는 사람의 모습도 눈에 보이기를 바란다.


이 책의 순서는 허준이 동의보감을 편찬할 때 구성했던 목차의 순서를 따랐다. 허준은 사람들이 섭생(생활습관)을 잘해서 내 몸을 관리하는 것이 우선이고, 그것으로 모자랄 때에야 치료를 하자는 주의였다. 그래서 사람의 몸 내부를 먼저 살펴봤고 몸을 구성하는 근본을 채우는 것을 우선시했다. 이것이 「내경[內景](내경은 '안쪽을 거울 보듯이 바라보다'는 의미이다) 편으로 그 안에 정精, 기氣, 신神, 혈血이 들어 있다. 그다음 살펴볼 것은 몸의 외부에서 구조물을 이루는 바깥 부분, 즉「외형外形」(외부 형태)이며, 이 둘이 '몸'이라는 실체를 이룬다. 이에 영향을 주는 것이 풍風, 한寒, 서暑, 습濕, 조燥, 화火의 여섯 가지 기운으로 대표되기 때문에 이를 통해서 질병을 파악하는 근거로 삼으라 했고, 그다음에야 비로소 여러 가지 질병들의 구체적인 사례들이 쭈욱 나열된다. 마지막으로 침과 약재들을 사용하는 방법을 요약해 놓은 것이 동의보감이다.

동의보감 이전의 의학책들은 질병 중심으로 쓰였다. 어떤 질병이 먼저 나오고 그다음으로 원인과 치료법을 나열하는 방식이었다. 지금의 의과대학 서적들도 대부분 이런 식이다. 그런데 허준은 동의보감을 편찬하면서 그런 방식을 탈피하고 독창적인 방법으로 이야기를 전개한다. 아마도 동의보감이 유네스코 기록 유산으로까지 지정되고, 조선 중기 이후부터 현대에 이르기까지 동아시아 전통의학의 거대한 축을 담당한 저력이 거기에 있지 않나 생각이 든다. 이 책은 감히 그런 정신을 이어 보고 싶다.

# 기를
# 아십니까

　'기氣'라는 말은 너무나 쉽고, 동시에 너무나 어렵다. 온갖 곳에 다 쓰여서 굉장히 익숙한 단어인데, 막상 그 말의 정의에 대해 물으면 대개 꿀 먹은 벙어리가 된다. 느낄 수는 있지만 실체는 안 보이는 것이, 마치 행복, 사랑, 기쁨 등등처럼 관념적인 단어 같은 느낌이 든다. 그런데 한의학에서는 몸을 치료할 때 가장 중요한 개념으로 사용된다. 몸에서 드러나고 활용이 되니 도리어 실체가 있는 개념인 것이다.

　동양학에서 기는 굉장히 다양한 의미로 쓰인다. 기분氣分할 때의 기부터 호연지기浩然之氣의 기까지, 인체 내부의 기부터 바깥 환경의 기에도 온갖 것에 기가 있다. 때로는 우주의 신에 대한 이야기인가 하는 느낌이었다가 또는 사람의 정신적인 것을 의미하는 것 같다가도 갑자기 아주 물질적인 것을 뜻하기도 해서, 경계가 모호하다. 저 멀리 기원전의 시대로 거슬러 올라가 비슷한 시대에 활동했던 공자, 맹자가 말하던 기와 노자, 장자가 말한 기의 내용마저 다르다. 그 이전의 기부터 현대에 이르기까지, 개념 정리만 하더라도 책 한 권은 나옴 직하다. 하지만 지금 우리는 몸에 대한 공부를 하는 중이니까 인체 내로만 국한시키자. 그러면서 어렵디어려운 기의 개념을 조금 편하고 쉽게 설명하려 한다.

생명체에서 기라면 '생명력'을 뜻한다. 으르렁거리는 사자, 펄떡펄떡 뛰는 물고기, 활짝 핀 해바라기 꽃처럼 생명력이 살아 숨 쉬는 모습을 보면서 "기가 살아 있다"고 한다. 형형한 호랑이의 눈빛은 사진으로만 봐도 기가 뿜어져 나오는 모습을 느낄 수 있다. 반면 동물들이 숨을 거두기 전 마지막에 힘들어할 때나 식물들이 시들시들해지면 생명력도 꺼져가니 기가 빠져나갔다고 한다. 춘추시대의 유명한 철학자 장자는 "죽음이란 기가 흩어진 상태"라고 했다. 몸은 기의 집합체다. 기가 모이면 생명이 있는 것이고, 흩어지면 죽음으로 간다. 동의보감에서 인용한 『서례』라는 책에서는 "사람이 기 속에 사는 것은 물고기가 물속에서 사는 것과 같다. 물이 흐리면 물고기가 여위고, 기가 흐리면 사람이 병든다"고 하였다.(氣爲諸病, 기는 모든 병의 원인이 된다) 기가 활동적이면 생명력이 강한 것이고, 기의 활동이 줄어 들면 생명력도 줄어든 것이다. 즉, 기는 생명력이 있는 상태다.

생명력은 생명 활동이 유지되는 동안에는 당연히 있다. 즉, 기도 생명이 있는 곳에 존재한다. 생명력을 측정하는 것은 아직 모호한 개념이다. 살아 있음과 죽음, 영혼의 존재를 철학적으로 명확히 규명할 수 없는데 살아 있는 상태를 움직이는 힘에 대해서는 더더욱 미궁이다. 장기는 죽은 몸에서 해부를 해서 관찰하면 되지만, 기는 살아 있는 상태에서만 움직이는 요소다. 살아 있는 생명체를 움직이는 힘을 측정하는 장비는 아직 존재하지 않는다. 기의 존재를 구체적으로 밝히기 위해서 동서양의 숱한 과학자들이 시도를 했지만 지금까지 번번이 실패했다.

그런데 물질적인 기의 개념이 있어야 몸에 적용할 수 있는 것은 아니다. 그냥 우리가 알고, 느끼기만 해도 충분하다. 기, 즉 생명력의 존재는 부정할 수 없는데, 구체적으로 드러나진 않지만 양을 가늠할 수는 있다. 기계를 활용해서 계측할 도구가 없다뿐이지 생명체끼리는 느낄 수 있다. 눈빛이 또랑또랑해서 일에 집중하는 모습은 기가 많다고 느낀다. 아침에 퀭한 얼굴로 푸석푸석해서 부스스 앉아 있는 모습은 기가 적은 모습이다. 목소리가 카랑카랑하고 멀리까지 퍼지면 기가 많고, 자기

입에서만 맴돌고 중얼중얼 느릿느릿 말하면 기가 적은 것이다. 사람마다 상대적으로는 다르게 느끼겠지만, 이것을 모르는 사람이 있을까? 기계화된 수치는 없더라도 객관적이라 느낄 만큼 주관적으로 측정할 수 있는 것이 기의 특징이기도 하다.

기는 모여서 형태를 만들어내는데 기능별로 각기 다른 형태를 띤다. 사람 몸에 있는 장기는 저마다 역할이 다 다르다. 음식을 받아들이는 장기와 숨 쉬고 피를 전달하는 장기마다 맡은 기능별로 다른 형태를 만들어낸다. 말을 하는 기능을 가진 기가 모여 입의 형태를 만든다. 보는 기능의 기가 모여 눈을 만들고, 숨 쉬는 기는 코를, 듣는 기는 귀를 만든다. 잡기 위해 손을, 가기 위해 발을 만들고, 이렇게 기가 모여 이것을 촘촘히 둘러싸 몸통이 되어 전체를 연결한다. 전체를 연결하는 기를 연결하는 도로가 경락이 되고, 경락 중에서 특이한 지점들이 경혈이다. 경혈을 자극하면 신호가 경락으로 연결되어 온몸으로 전해진다. 오장육부, 이목구비, 팔다리 허리, 머릿속까지 연결되어 있다. 기능별로 구분된 집합체가 완벽히 유기적인 시스템으로 연결되어 있는 것이 기로 이루어진 몸의 특징이다. (臟腑生成, 오장육부가 만들어지는 것).

정리하면, 기는 생명이 존재하는 힘이며, 기능적으로 구분이 되어 있고, 각 기능이 얼마나 활동적이냐에 따라 주관적으로 양도 측정할 수 있다. 온몸의 안쪽과 바깥쪽을 돌아다니며 둘러싸고 있어서 구분되어 있는 기능들을 서로 엮어서 연결하고 영향을 미친다. 더 보충해서 말하자면, 기능별로도 양을 구분할 수 있다. 기가 입에 몰리면 말이 많아지고, 기가 코에 몰리면 향에 민감해진다. 그래서 기가 심장에 더 몰려 있어 심장이 발달한 사람, 마찬가지로 간이 (기능적으로) 큰 사람, 위장 기능이 좋은 사람으로 체질적인 구분이 생겨난다.

식물은 햇볕과 흙과 바람과 물을 통해서 스스로 에너지를 생성해낸다. 광합성 작용에 의해서 생명의 에너지를 만들어내어 자기만의 생명 에너지인 기를 가진다. 움직일 수 없는 대신 기를 만드는 능력이 있기 때문에 살아갈 수 있다. 씨앗에서 싹을 틔우고, 줄기를 이루고, 꽃피고, 열매 맺는 일련의 과정은 기가 분화되는 모습이다. 모든 단계마다 다른 종류의 기가 생기고 사라진다. 동물은 식물을 먹거나 다른 동물을 먹어서 기를 취한다.

그래서 사람의 기는 음식물을 먹고, 호흡하는 데서 생긴다. (氣生於穀, 기는 음식을 섭취하는 데서 생긴다; 生氣之源, 기가 생기는 근원; 氣爲呼吸之根, 기는 호흡의 근원이 된다) 그래서 잘 먹고, 숨을 잘 쉬는 것이 좋은 기를 만들어내는 데 가장 중요한 요소다. 기가 풍부하게 포함된 음식을 먹고, 깊은 호흡을 해야 기가 좋아진다.

기가 풍부한 음식은 채식이든 육식이든 영양소가 살아 있
는 것을 말한다. 영양소는 탄수화물, 단백질, 지방 같은 거대 영
양소도 있지만, 기가 풍부하다고 할 때 의미의 영양소는 비타
민과 미네랄이 더 큰 의미를 가진다. 비타민과 미네랄이 풍부
한 음식들은 색깔이 선명하여 때깔이 곱고 향이 좋다. 각 비타
민, 미네랄 그리고 영양소의 종류, 즉 기의 종류마다 색깔도 다
르고 향도 다르다. 그래서 기를 제대로 채우려면 음식을 골고
루 먹어야 한다. 식물을 먹는 채식이라면 부위별, 색깔별로 다
먹어야 한다. 부위는 뿌리, 줄기, 잎, 꽃, 열매별로, 색깔은 빨주
노초파남보 그리고 흰색과 검은색까지, 산지는 산에서 들에서
바다에서(해조류) 이렇게 골고루 먹어야 기의 균형을 맞출 수 있
다. 부위별 색깔별로 가진 기가 다르기 때문이다.

음식을 편식하면 기도 한쪽으로 치우친다. 예를 들어, 흰색
은 대개 폐의 기를 건강하게 해주는 역할을 하는 것이 많다. 황
기, 도라지, 인삼 같은 약재는 흰색 계통으로 폐 기를 도와주는
유명한 약재다. 양파, 마늘, 콜리플라워는 폐 기를 더해서 활력
을 주고, 배는 폐 기가 지나쳐서 열이 날 때 이를 식혀주며, 무
는 기가 막혔을 때 뚫어주어 속을 편하게 해준다. 곡식은 대부
분이 흰색에 속한다. 폐 기를 가장 빨리 보충해주는 것이 쌀, 밀

같은 곡식, 즉 탄수화물이기도 하다. 이런 흰색 계열의 음식 위주로만 먹는다면 폐 기가 지나치게 높아지고, 상대적으로 다른 장기는 약해져서 그에 해당하는 병에 걸릴 것이다. 채식뿐만 아니라 육식이나 생선, 해산물 같은 것들도 저마다의 성질이 있기 마련이다. 소고기만 주야장천 먹어대면 단백질 공급은 많아지겠지만, 다른 영양소들은 균형이 무너진다. 영양소의 비율을 맞추지 않으면 기의 밸런스가 깨져서 모자라거나 지나친 것 때문에 병이 생기게 된다.

패스트 푸드, 인스턴트 음식, 가공식품이 건강에 나쁘다는 이야기가 많다. 이런 음식이나 집밥이나 재료도 비슷하고 배부른 것도 같은데 왜 그런 말이 나올까? 패스트 푸드하면 떠오르는 햄버거의 칼로리를 조사해봤다. 그랬더니 도리어 하루에 필요한 칼로리를 더 충분하게 채워줄 수 있을 양이었다. 탄수화물(빵), 단백질과 지방(소고기 패티), 비타민과 미네랄(샐러드용 채소들과 토마토 등)이 골고루 있어 채식과 육식의 균형마저 맞춰준다. 이것만 봐서는 건강식에 속한다. 게다가, 맛도 좋다! 그런데 인스턴트 음식이라고 건강에 나쁘다는 부정적인 인식은 왜 있을까?

이 음식들에는 기가 빠져 있기 때문이다. 인스턴트 음식을 만들기 위해서 대량으로 유통되는 과정에서 오래 보존하기 위해 방부제 처리 및 식품 첨가물을 많이 사용하게 된다. 조리 과정에서 조미료와 식품 첨가물이 굉장히 많이 들어가는 것은 물론이다. 조리방식을 단순하게 만들고 표준화하기 위해 여러 공정을 거치며 또 온갖 화학적인 방법들이 동원된다. 지방만 보더라도, 트랜스 지방을 많이 사용하기 때문에 칼로리만으로 계산해서는 놓치는 것이 많다. 칼로리는 열량만 나타내지 기를 측정하지는 못한다. 포화지방과 불포화지방은 안정적이냐 산화되느냐, 혹은 몸에 남아서 혈액 순환에 문제를 끼치냐의 문제로 논란이 있지만, 트랜스 지방은 '지방처럼' 보이게 만들면서 지방에서 주는 고소함과 달콤함을 주어 미각적으로 뇌를 속이는 방식이다. 소스도 범벅인데 소스 안에 든 당분도 바로 흡수되어버리는 성분 위주다.

이런 상태다 보니 정상적인 요리에서 보이는 반응들이 안 나타날 때가 있다. 생명은 태어나고 활발하게 활동한 후 병들고 죽는 현상으로 기의 상태가 변하는 과정을 거치는 것이 정상이다. 이런 과정이 음식에서는 발효 혹은 부패되는 과정으로 나타난다. 패스트 푸드와 인스턴트 음식은 방부제와 식품 첨가물 탓에 부패도 엄청나게 느리다. 어떤 이가 실험 삼아 방 한구석에 패스트 푸드를 놔뒀더니 1년 동안 썩지 않았던 사례도 있다. 썩어 들어가지 않는 것이 안정적인 상태라지만 음식에서는 좋은 것이 아니다. 몸 안에서 소화 흡수가 되어 생명 에너지인 기를 만들어내려면 발효 과정이 일어나야 한다. 썩는 것이 제대로 되어야 흡수가 되는 것이다. 썩지 않는다는 것은 몸 안에 들어와서 에너지로 변하지 않는다는 말과 같다. 에너지로 전환되지 않는 것은 남아 찌꺼기가 되어 독소로 변한다. 기 빠진 음식은 몸에서 기로 변하지도 않고, 도리어 독소가 되어 기를 뺏는 작용을 한다.

맛을 속이는 문제도 생각해야 한다. 패스트 푸드에는 트랜스 지방뿐만 아니라 조미료를 비롯한 여러 식품 첨가물들로 만든 소스가 범벅이다. 최근 조미료와 식품 첨가물들은 화학적인 상태는 안정적이라서 몸에 직접적인 해를 끼치지 않아 안전하다고 마케팅하지만, 고려해볼 문제가 많다. 그러한 식품들은 화학상의 문제나 영양학상의 문제 등 심층적인 문제가 많지만, 여기서는 기(생명력)만 생각해보려 한다. 감칠맛은 단백질이 아미노산으로 쪼개지면서 느껴지는 독특한 맛이다. 단백질 중에서도 콜라겐 부위에서 꽤 많이 나오기 때문에 생선 머리뼈, 전어나 멸치의 뼈, 소의 머리뼈나 사골에서 우러나온다. 또 표고버섯과 다시마 등에서도 풍부하게 나오기 때문에 우려내어 다시국물로 낸다. 조미료는 일본의 학자 이케다 기쿠나에 박사가 이런 음식들에서 나오는 아미노산염과 핵산염들을 화학적으로 합성해서 만들어낸 것이다. 어떻게 보면 소머리뼈를 수십 시간 고아서 만드는 시간과 노력, 닭발 수백 개를 삶아도 얼마 나오지 않는 것에 비해서 조미료 한 스푼이면 동물도 살리고 요리사의 시간과 노력도 아껴주는 듯 보인다. 하지만 조미료는 뇌에서 감칠맛이 '있는 것처럼 보이게 만드는' 것이다. 즉, 뇌를 속이는 것이다. 이 속에 생명력, 기가 있을 리가 없다. 맹물에 조미료만 타도 맛은 있다 느끼겠지만 그 안에 생명의 기운은 마실 수 없다. 시간, 노력, 재료를 아끼라는 그럴듯한 식료품 회사들의 마케팅에 놀아나지 않았으면 한다. 마케팅에 쓰이는 정보는 옳은 것을 알리기보다 팔려는 사람이 알리는 정보만 노출하여 우리의 선택을 유도할 뿐이다. 우리는 온갖 거대 식품 회사의 광고 정보에 홀리지 말고 기가 가득 찬 음식을 섭취해 진정한 변화를 맞이했으면 한다.

식재료의 기운을 빼는 방법 중에 하나가 냉장하는 것이다. 온도를 떨어뜨리면 기의 활동성이 떨어져 발효가 일어나지 않는다. 그렇기 때문에 유통을 할 수 있다. 만약 냉장기술이 없었다면 유통이 엉망일 거고, 지금처럼 풍족하게 식사를 즐기지 못했을 것이다. 너무나 편리한 생활의 이면에 기를 줄이는 면이 있다. 미국의 한 마을에서 신선식품 매장이 경영 위기로 문을 닫고 그 자리에 가공식품 매장만 들어서니 사람들의 비만

비율이 늘어나더라는 보고가 있다.

기를 채우는 가장 중요한 요소는 음식이다. 기가 풍부한 음식을 올바른 방식으로 먹었을 때 내 몸의 생명력도 제대로 발휘된다.

좋은 기를 채우는 데 또 하나의 중요한 요소가 호흡이다. 호흡 자체가 기가 드나드는 과정이다. 또, 음식이 소화 흡수되려 해도 호흡이 필요하니 음식에서 기를 만드는 데도 호흡이 필요하고, 영양소로 분해되어 흡수된 것이 전신을 돌 때도 호흡이 활용된다. 기라는 말이 고대에는 공기의 흐름을 뜻했고, 몸에서는 호흡과 같은 의미로 쓰였다. 그만큼 기는 호흡과 밀접한 관련이 있다. 동의보감 기문, 기를 조절하는 비결에 노자의 말을 인용한 것을 보면, "숨을 내쉬는 것은 나쁜 공기를 내보내는 것으로 사기(邪氣, 나쁜 기운)라고 한다. 숨을 들이쉬는 것은 깨끗한 공기를 마시는 것으로 생기(生氣, 생명의 기운)라고 한다. 노자는 현빈의 문(코와 입으로 드나드는 기의 흐름)은 천지의 근본이기 때문에 끊어질 듯하면서도 아무리 써도 없어지지 않는다고 하였다. 하늘과 땅 사이, 죽고 사는 것이 달려 있는 음양의 기를 입과 코로서 호흡한다고 했다(調氣訣, 호흡으로 기를 고르게 하는 비결)"는 것이다.

깊고 편안한 호흡이야말로 동의보감에서 가장 강조하는 상태다. 호흡이 편해지면 몸과 마음이 안정되어 명상의 상태가 된다. 명상을 유지하고, 내 몸을 조절해서 나 스스로 기를 관리하자는 것이 동의보감 속에 살아 있는 한의학의 정신이다. 호흡을 깊게 하는 방법으로 태식법(胎息法, 태아처럼 호흡하는 법)을 소개한다. 태식, 즉, 뱃속의 아기일 때처럼 호흡하는 방법은 배꼽을 중심으로 해서 태중에 있는 것처럼 호흡하는 것이다. 아기는 배꼽의 탯줄을 통해서 세상과 교류한다. 태어나서는 탯줄을 떼어내서 배꼽의 역할은 사라지지만 배꼽 안쪽, 기를 모아두는 공간인 단전의 역할은 여전히 남아 있다. 이 단전에 기가 가득 차 있어야 몸이 건강해진다. 호흡을 안정되게 하면 단전에 기가 모인다. 어릴 때는 배꼽 주변으로 호흡을 하는데 나이가 들수록 점차 호흡이 위쪽으로 올라온다. 성인들에게 '심호흡을 해보세요'라고 주문하면 가슴을 한껏 젖히면서 호흡하는 경우가 많다. 흉식 호흡(가슴의 흉곽 부분만 부풀리는 호흡)을 하는 습관 때문이다. 복식 호흡(복강 내를 부풀리는 호흡)을 연습하면 호흡이 깊고 안정되게 된다. 태식법은 복식 호흡이 기본이다.(胎息法, 태아의 호흡처럼 깊은 호흡을 하는 방법)

호흡은 나이가 들수록 얕아져서 복식 호흡하는 것이 힘들어진다. 호흡의 깊이가 기의 농도다. 기가 풍족하면 호흡이 깊어지고 단전이 빵빵하다. 호흡을 깊게 해야 기가 채워진다. 나이가 들면서 기가 빠지고 호흡이 얕아지며 다시 기가 채워지지 않는 악순환이 생긴다. 물리적인 나이 외에 피부 나이도 있고, 장부의 나이도 차이가 나듯이 기의 나이는 호흡의 깊이와 안정도라고 볼 수 있다.

안정된 호흡을 하기 위한 방법으로 동의보감에서는 두 가지를 제시하고 있다. 하나는 코앞에 새의 깃털을 두고서 움직이지 않을 정도로 천천히 호흡하는 것이고, 또 하나는 숫자를 세어가면서 가능한 한 길고 약하게 숨을 쉬는 것이다. 갈선옹이라는 신선에 대한 이야기가 있다. 그는 아주 더운 날에는 물속에 숨을 한 번 참고 들어가 열흘을 있었다고 전해지는데(기문, 갈선옹 이야기) 그만큼 안정된 숨쉬기를 강조했다.

호흡이 안정되려면 감정도 안정되어야 한다. 흥분하는데 호흡이 깊을 수 없다. 흥분하면 자연히 폐가 들썩들썩하면서 가슴 부분이 고동친다. 기뻐해도 호흡은 위쪽에서 이루어진다. 우울하면 축 처지면서 호흡이 얕아진다. 우울하다고 해서 호흡이 아래쪽으로 깊어지지 않는다. 감정을 다른 말로 기분이라고 하는 뜻은, 기가 여러 모습으로 나뉘는 것을 뜻한다. 호흡을 안정시켜 기를 고르게 하면 거꾸로 감정도 조절이 된다. 감정이 호흡과 기를 다스리고, 다시 기와 호흡이 감정을 다스리는 관계를 지금의 서양식 의학에서는 자율신경 시스템이라고 설명한다. 들이쉬는 숨은 교감신경을 자극하고, 내쉬는 숨은 부교감

신경을 조절하여 안정을 찾게 한다. 호흡이 제대로 되어야 자율신경이 균형을 이루고, 자율신경은 감정과 연관되어 있어 감정조절을 편하게 할 수 있게 된다.

　음식과 호흡을 통해서 기가 생기면 폐에서 다스려서 온몸에 분배한다. 기 조절이 잘 안 되면 폐와 관련된 호흡기 쪽에 가장 먼저 드러난다. 기가 지나칠 때 몸에서 나타나는 증상은 기침이 나고, 숨이 차며, 가슴과 얼굴이 벌겋게 된다. 기가 부족해지면 기운이 적고, 말을 많이 하지 못하는 증상이 생긴다. 그래서 기와 관련된 질환들을 치료할 때는 폐에 관련된 약초들과 경락 경혈로 치료하게 된다. 기에 관련된 병으로는 무엇이 있을까. 기는 툭하면 부족해지기 쉽기 때문에 기 부족증이 찾아올 수 있다. 기가 풀리지 않고 막히고 뭉쳤을 때는 기울증이 찾아온다.

# 기가 부족하면
## 생기는 일들

진료실로 들어오는 분의 눈은 퀭해서 며칠을 못 잔 듯 보였다. 마치 온 얼굴이 다크 서클로 뒤덮인 것 같다. 어깨가 구부정하고 축 처져 있는데 말하는 음성도 나지막하다. 바라보는 사람까지도 저절로 기운이 빠져나가는 듯하다. 눈은 흐리고, 피부는 푸석하면서 고개는 한쪽으로 기울어져 있다. 말할 때 보면 숨 쉬는 것이 짧아서 자꾸 끊어진다. 비염 증상 때문에 왔다고 하는데 코가 막히는 증상이 크게 느껴지고, 가끔 코가 차서 힘들다 한다. 대변은 사흘에 한 번 정도 보고, 운동을 안 하며, 퇴근 후 이것저것 하다 보면 새벽 1시나 되어서야 잠을 잔다.

전반적으로 살펴본 후에 기 부족증으로 인한 위축성 비염으로 진단했다. '기가 부족해요'라는 표시는 여기저기서 나타났다. 역력히 피로한 기색은 당연하고, 기는 폐의 지배를 받는데 폐가 어깨와 등 쪽의 기운을 조절한다. 폐가 나빠지면 등이 구부정하고 어깨가 축 처진다. 호흡기가 약한 아이들을 보면 딱 그렇다는 것이 감이 올 것이다. 게다가 목을 잘 못 가누는 경향이 있어서 연신 한쪽으로 목이 기울거나, 한쪽 어깨가 많이 올라와 있다. 허리와 등은 구부정하고 목은 앞으로 쭉 빼서 숨을 편하게 못 쉬는 증상은 전형적으로 폐 기가 약하다는 신호다. 기가 약하면 음성이 약해진다. 눈빛이 맑은지와 음성이 또렷한지를 보면 금세 기의 양을 주관적으로 알 수 있다. 눈이 흐리멍텅하고 음성이 지나치게 낮으면 기가 약하다고 볼 수 있다. 소화력은 음식물을 화학적으로 녹이는 활동과 물리적으로 내려보내는 기능이 조화를 이루는가를 보고 판단할 수 있다. 화학적으로 녹이는 것은 소화제를 통해서 도움을 받을 수 있는데, 물리적인 연동운동은 소화기를 자극해야 한다. 그래서 숨 차는 운동을 하면 소화력도 좋아지는 것이다. 장에 기운이 없으면 연동운동이 제대로 안 되어 소화력이 느려지고, 대장에 영향을 미쳐 변비를 유발한다. 변이 딱딱한 증상이 나타나는 변비는 물을 많이 마시고 식이섬유를 섭취해서 해결하는데, 연동운동이 안 되는 변비는 기를 보충해서 장의 운동성을 높여주어야 한다. 기운이 없으니 운동을 안 하고, 운동을 안 하니 기운이 안 생기는 악순환의 딜레마에 빠질 수 있다.

악순환 고리를 이루는 또 하나의 키는 수면이다. 잠이야말로 모자란 기를 보충하는 황금 같은 기회다. 현대 사회에서 살면서 해 떨어지면 잠을 자는 것이 힘들지라도 적어도 11시 전에는 잠을 청하고, 8시간가량 자면서 낮잠도 자도록 권한다. 그런데 이분은 가뜩이나 기가 약한데 휴대폰을 들여다보느라 새벽까지 잠을 안 잔다니 기가 약해질 수밖에. 이런 생활을 지속하다 보면 초조함이 생기고 정신적으로 컨트롤이 힘들어지기도 한다. 이분께 폐 기운을 올리는 인삼과 황기를 대량으로 해서 기운을 올리고, 백출을 비롯해서 소화력을 올릴 수 있는 약재들을 겸용하였고, 잠을 11시 이전에 자달라고 신신당부를 했다. 불과 한 달도 안 되어 이분은 코 막힘이 사라지고 편안하게 숨을 쉴 수 있게 되었다. 이제는 운동을 좀 해보자고 살살 달래고, 매일 한 시간 걷기를 시키고, 아침 식사는 채식 위주로 씹어서 먹게 하였다. 장에 윤기를 주는 당귀와 마자인 등으로 연동운동을 도와주니 운동과 식이조절의 효과와 함께 변을 잘보게 되어 장도 편해졌다. 비염은 장까지 나아지면 근본적으로 치료가 된다. 3개월 만에 마치 다른 사람이 된 듯 나타났다. 어깨도 활짝 펴고 말도 또박또박 힘주어 한다. 한 번 마음먹고 열심히 하는 것이 이렇게 다르구나 싶다. 몸에 좋은 기가 생겨서 그런지 하는 일들도 기가 뚫린 느낌이라며 맛난 것을 선물이라며 놓고 가셨다.

현대인의 만성피로, 피로로 인한 붓기, 쉽게 지치는 것, 집중력 저하, 열이 위로 뜨면서 생기는 안구 건조증, 비염, 구내염, 피부 뾰루지, 탈모 등의 문제들, 혈액 순환 장애, 감정조절 장애, 저혈당 증상, 만성호흡기 증상…. 이 모든 것들이 기 부족으로 인한 증상들이다. 밤낮없이 일을 하거나 놀거나 하면서 기운을 소모하는 데 비해 음식은 기가 빠진 것을 먹고, 호흡은 불안정하다 보니 기가 채워질 시간이 없다. 배터리 충전을 제대로 안 하는 삶을 살고 있고, 그 배터리마저 효율이 떨어져서 누전이 되어버리는 결과다.

이런 기 빠진 몸일 때에는 약초에 가득한 기로 보충하는 것이 가장 안전하면서 효율적이다. 약초들의 기가 저마다 다르지만 기 부족일 때 보충하는 역할을 하는 것 중에 가장 많이 쓰이는 것이 바로 인삼이다. 너무나 훌륭한 인삼의 효능은 예로부터 전 세계적으로도 잘 알려져 있지만, 기업의 잘못된 마케팅 때문에 가장 오해를 많이 받는 약초 중에 하나기도 하다.

### 인삼

인삼은 기를 보충해주는 약초다. 몸속 배터리 방전에 최고

라 할 수 있다. 기는 서양식 의학에서 면역과 연관이 깊다. 면역
이 떨어졌나… 싶을 때 바로 떠올릴 수 있는 약초가 인삼이다.
기는 보충보다는 소모할 일이 더 많기 때문에 기 부족 증상은
자주 일어난다. 기가 부족해지면 나타나는 증상 중에 하나가
체온이 떨어지는 것이다. 체온이 떨어지면서 대사가 더디게 되
고, 혈액 순환이 안 되며, 중심부와 단전의 온도는 떨어지는데
상대적으로 바깥쪽과 상부의 온도가 오르면서 위의 증상들이
생긴다. 인삼으로 기를 보충하면 중심부와 단전의 체온을 올려
준다. 그런데 이것을 잘못 설명하면 마치 열을 내게 하는 것으
로 들릴 수 있다. 그러다 보니 생기는 오해가 '인삼은 열이 많
은 사람에게 쓰면 안 된다던데요' 혹은 '고혈압일 때는 조심해
야 하지 않을까요?' 하는 의문들이다.

동의보감에서는 인삼을 "성질은 약간 따뜻하고, 맛이 달며,
독이 없다. 오장의 기가 부족한 데 쓰며, 정신을 안정시키고, 눈
을 밝게 하며, 정신을 맑게 하고, 기억력을 좋게 한다. 허한 기
운을 보하고, 소화기를 안정시키며, 폐의 증상들을 좋게 하여
고름과 담을 삭힌다"라고 소개한다.

옛사람들이 약초를 소개할 때는, 항상 성질을 먼저 이야기
하고 효능을 뒤에 쓰는 편이다. 성질이 열성인지, 온성, 냉성,
한성인지를 먼저 구분하고, 맛이 시고, 떫고, 달고, 맵고, 짠 것

을 구분한 후, 편하게 쓸 수 있는지 혹은 성질이 강해서 조심해서 써야 하는지부터 적어놓아, 약초의 기가 어떤 방향인지를 파악하는 것이 더 중요하기 때문이다. 뒷부분의 효능도 중요하지만, 앞의 성질 부분이 훨씬 중요해서 이것을 보고서 약효의 전체를 먼저 파악한다. 여기서 보듯이 인삼은 "약간 따뜻하다" (심지어 어떤 약초 책에는 약간 서늘하다고 적혀 있기도 하다) 부자처럼 열이 많은 약초가 아니라 약간 따뜻한 정도인 것이다. 열을 올리지 않고 천천히 몸을 따뜻하게 하는 정도라 체온을 고르게 올리는 데 도움이 된다. 또, 인삼에 관한 여러 논문들을 살펴보면 고혈압일 때는 내려주고, 저혈압일 때는 올려준다는 결과가 상당히 많다.

서양식 의학에서는 혈압이 높으면 강제로 끌어내리는 약을 쓰지만, 한의학은 알맞게 조절하는 능력을 갖게 해주면 자연스럽게 균형이 맞추어진다는 것을 관찰해왔다. 기가 부족해지니 조절 능력이 떨어지고, 그러다 보니 어떤 사람은 저혈압으로 어떤 사람은 고혈압으로 진행된다. 그래서 기 부족으로 혈압조절이 안 되는 사람에게는 인삼을 적용하면 저혈압이든 고혈압이든 정상 혈압으로 조절되는 것이다. 물론, 혈압 조절 능력이 떨어지는 원인이 기 부족 외에도 여러 경우가 있으니 그에 해당하는 약초를 가려 써야 한다. 중요한 것은, 한의학에서 가장 많이 활용하는 약초와 경락은 모두 "조절 능력을 키워주는" 데 있는 것이다. 체온도 역시 그래서, 체온이 떨어진 사람은 올려주고, 높은 사람은 조금 낮춰준다. 그러니 몸에 열이 많거나 고혈압이라고 인삼 복용을 걱정할 것이 아니라 몸에 열이 나고 혈압이 높아도 기가 부족하면 얼마든지 사용할 수 있다.

인삼에 대한 또 다른 오해 중에 하나는 인삼보다 홍삼이 '안전해서' 좋다는 것이다. 이런 어이없는 선입견이 너무 퍼져 있어 나에게 그 진위 여부를 물어보면 곤란할 때가 많다. 인삼과 홍삼을 다음과 같이 비유해보면 어떨까. 이를테면, 거금 백만 원을 들여서 휴대폰을 사려고 한다 치자. 모양도 거의 같고, 핵심 성능도 유사하다. 포장만 달라서 A는 하얀색, B는 붉은색이다. A는 성능이 우수해서 통화는 물론이고 데이터 연결도 잘된다. B는 전화를 받으려면 목소리도 작게 들리고, 인터넷도 터졌다 안 터졌다 하거나 신호가 아주 약하게 잡힌다. 이처럼 같은 금액에 성능에 차이가 난다면, 당신의 선택은 A인가 B인가? 인삼과 홍삼도 이와 같다.

한 시절 중국이 세계의 패권을 쥐고 있을 때, 여러 나라에서 조공이라는 것을 받았다. 각 나라, 각 지역마다 특산품을 한데 모아 중국의 황제에게 진상하면서 중국이라는 허브를 통해서 다채로운 물물교환이 이루어졌다. 우리나라에서 나는 인삼이 워낙 효능이 좋다 보니 이 조공 목록에 항상 들어 있었다. 고려 시대부터 널리 알려져 '고려인삼'이라 이름이 붙었고, 이 이름이 세계에 알려지다 보니 한국의 영문명이 'KOREA'로 되기까지 했다. 그런데, 인삼의 효능이 너무 좋다 하더라도 단점이 하나 있었다. 인삼은 기 부족증에 쓰는 약초인데, 중초(어려운 개념이지만 소화기라고 생각하면 이해하기 쉽다)가 막혀서 기울, 기체(기가 모여서 정체된 증상)가 되어 있으면 도리어 기가 위로 올라가게(기역, 역상) 된다. 조금 풀이해서 쉽게 말하면, 중국의 권력층에 있는 사람들이 평소에 음식을 많이 먹고, 특히 튀긴 음식과 고기도 푸짐하게 먹다 보니 대부분 체기처럼 기가 꽉 막힌 상태가 많았다. 이럴 때 몸에 좋다는 말만 듣고 인삼을 사용하면 기가 위로 올라가 열꽃이 피고, 어지러우며, 속이 갑갑한 증상이 나타나게 된다. 가끔 이런 증상들 때문에 고혈압에 인삼을 조심하라는 오해가 생기기도 했다. 어쨌든, 소박하게 먹으면서 에너지 소비량이 많은 사람에게 인삼은 기 보충에 최고의 약초지만, 먹을 것을 소화시키기도 힘든 사람들에게 인삼은 소화 흡수가 안 되는 약재인 것이다. 그래도 인삼을 복용하니 기운이 나서 먹고는 싶고, 어떻게 할 수 있는 방법은 없을까? 해서 생각해낸 것이 인삼을 쪄서 먹어보자는 것이었다. 홍삼은 바로 그렇게 해서 탄생했다.

약초들의 기운을 조절하는 방법에는 여러 가지가 있다. 보통 굽고, 찌고, 볶고, 어디에 넣었다 말리고 하는 것들이다. 이것을 법제法製라고 하는데, 요즘 말로 하면 로스팅에 해당한다. 커피콩도 그냥 먹으면 맛도 향도 없지만, 로스팅을 거치면 맛있는 향을 듬뿍 얻을 수 있듯이 약초들도 그런 과정을 거친다. 이러한 과정을 통해 독성도 완화시킬 수 있다. 자칫 힘이 강해서 문제가 될 수 있는 약초는 힘을 완화시키고, 다른 성질이 필요한 약초는 성질도 바꿀 수 있다. 인삼의 경우 찌고 말리고를 여러 번 반복하면 약효가 줄어드는데, 이 말은 곧 완화된다는 뜻이다. 중국 권력자들이 이렇게 약효를 줄인 홍삼을 먹으니 큰 불편함이 없게 되자, 우리나라에서 인삼을 홍삼으로 만들어서 조공하게끔 했다.

그런데 한국의 기업들이 마케팅할 때 이러한 사연을 약간 비틀어서 이상한 내용을 만들어버렸다. 마치 인삼은 열이 많아 함부로 쓰면 안 되고, 홍삼은 안전하다는 식으로 말이다. 거참, 애매모호한 말이다. 적절한 약초를 적절한 구석에 맞게 딱 써서 효과를 보면 그만 아닌가. 그들의 이러한 논리는 나중에 점점 더 이상하게 변질되어서 한국의 인삼을 위협하게도 했다.

인삼이 워낙 몸에 좋다고 소문이 나다 보니 비싸게 수입하던 미국과 중국 등지에서 그들의 넓은 땅에 직접 인삼을 재배

해보자는 기발한 아이디어를 냈다. 그런데 중국 땅에 유자를 심으면 탱자가 되듯이, 한국의 인삼을 다른 나라 땅에 옮겨 심으니 약효가 이전만 못하다는 것이었다. 아! 이걸 어쩐다? 광활한 땅에 인삼을 잔뜩 심어놓고 이제 한국에서 비싸게 들여오지 않아도 된다고 부푼 꿈을 안고 있었는데 약효가 떨어진다니. 그러던 어느 날, 한국의 기업에서 광고하는 논리를 알게 되었다. 인삼은 불안하고 약효를 줄인 홍삼이 더 안전하다는 바로 그 광고. 중국, 미국 등지에다 인삼을 심어놓은 사람들은 이러한 주장을 반색하며 반겼다. 그리하여 자기네 땅에 심은 인삼이 더 안전하다고 선전한 것이다. 그러한 논리로 무장한 대대적인 마케팅으로 한국의 인삼산업이 한때 궁지에 몰리기도 했다.

그래서 그런지, 한국의 기업들은 요즘 다시 홍삼이 더 약효가 좋다는 쪽으로 마케팅 방향을 틀었다. 인삼을 홍삼으로 변화시킬 때 사포닌 함량이 더 많아진다는 것이다. 그런데, 약초는 이렇게 성분으로만 이야기하면 핵심을 놓치게 된다. 인삼에서 가장 많은 성분이 사포닌이긴 하지만 사포닌이 곧 인삼은 아니다. 사포닌 외에도, 인삼을 인삼답게 하는 약효 성분 들이 함께 들어 있기 때문에 인삼의 효능이 생기는 것이다. 사포닌 함량이 조금 늘었다고 해서 홍삼이 더 좋다고 말하는 것 자체가 약초의 성질을 제대로 모르고 하는 말인 것이다. 그리고 사포닌은 도라지나 더덕 같은 약초나 심지어 우엉 같은 식재료에도 많이 들어 있다. 사포닌이 인삼의 전부가 아닌 것이다. 작금의 영양 분석적 방법과 서양식 건강기능식품을 만드는 방식으로 약초에 접근하다 보니 제대로 된 효과를 못 보는 것 같아 아쉽다.

그렇다면, 앞서 잠깐 언급한 중국인들처럼 지금의 현대인들도 기름진 것을 많이 먹고 스트레스 받아 기운이 막혀서 문제인 사람들이 많은데, 이런 사람들이 기 부족일 때는 어떻게 하냐고 물을 수 있겠다. 이런 사람들에게 기 부족 증상이 와서 인삼을 처방하고 싶으면, 기체증상을 해결해주는 약초와 함께 사용하면 된다. 예를 들면, 백출은 소화기를 안정시키고 기름진 음식을 분해해주는 역할을 하고, 복령은 정신 안정 작용을 하면서 동시에 소화기를 편안하게 만들어주는 일종의 버섯 같은 균사체. 이 두 가지 약초를 함께 배합하면 인삼의 흡수를 훨씬 잘 도울 수 있고, 여기다 여러 약초들의 힘을 조화롭게 만들어주는 감초를 더해서 만든 처방이 유명한 사군자탕(네 가지 약초로 기를 보충하는 데 쓰는 기본적인 처방 중 하나)이다.

이런 식으로 증상을 하나하나 해결하면서 필요한 약초를 배합하는 것이 한의사의 처방 기술이다. 사람의 체질도 사람 숫자만큼이나 있고, 증상도 그때그때 다르다. 마치 오케스트라 연주가 악기의 상태나 그날의 기분, 관객의 반응에 따라 같은 의 곡의 연주라도 다르게 되듯 처방을 하다 보면 이런 예술작 용 같이 느껴지곤 한다. 그래서 의학을 뜻하는 영어 단어의 기 원을 거슬러 가보면 'art'라는 말이 들어간 것이 아닐까 생각 해본다.(참고로 사군자탕에는 사람의 증상과 체질에 따라서 더하고 빼는 약초가 많 다. 앞에서 든 예에만 국한하지 말기를)

## 기가 막히는 질병에는 진피를

기로 인한 증상으로 현대인에게 많이 나타나는 것 중 하나 가 기 부족이라면, 또 하나로 기울증상이 있다. 기는 이러저리 움직이며 다니다 보니 흩어지는 것이 기본 성질인데 움직이지 못하고 정체되어 있으면 뭉치게(울鬱) 된다. 운동하고, 수다 떨 고, 소리 내어 웃다 보면 뭉쳤던 기도 흩어지는데 현대인들의 삶은 운동 부족에 스트레스가 과다한 경우가 많다. 이런 기울 증, 기체증 증상이 있을 때 매일 차로 마시면 안정감을 주면서 도 편안하게 만들어주는 약초가 있다. 진피陳皮다.

한약재 명은 한자로 되어 있는 데다 약초의 이름을 덧붙이 다 보니 생소하게 느껴질 수도 있다. 그래서 대왕 세종은 민간 에서 쓰는 풀과 뿌리의 이름과 더불어 약초로 쓰는 것의 이름 을 책에 같이 수록하도록 했다. 이 정신을 물려받아 선조 역시 허준에게 같은 내용으로 하교를 한다. 그래서 동의보감에는 약초명과 민간에서 부르는 이름이 같이 적혀 있다. 진피라고 하니까 이게 뭔지, 어떻게 구하는지 막막하겠지만, 이 약재의 정체는 귤껍질이다. 민간에서는 귤껍질이라 부르고, 약재명으로는 진피 혹은 귤피라고 부른다.

귤은 종류가 참 많다. 서너 종류 있겠거니 하고 생각했는데 제주에 있는 귤박물관에 가보니 수십 종류의 귤이 있어서 깜짝 놀랐다. 알고 보니 보통 먹는 노지감귤이나 하우스 종 외에 금귤, 청견, 한라봉, 천혜향, 황금향… 이름을 들어본 것만 해도 상당히 많다. 지금의 귤은 맛을 위해서 수없이 연구되어 만든 종이라 껍질은 점차 얇아지고 알맹이는 당도가 높아졌다. 약으로 쓰는 종은 야생종으로, 껍질도 두껍고 알맹이는 못 먹을 정도의 부류가 더 좋긴 하다. 그러나 상품성이 없어서 점차 재배를 안 하게 되어 구하기가 어려우므로 일반적인 여러 귤의 껍질을 써도 무방하다.

몸속에 기가 정체되었을 때 기를 흩어주는 방법으로 좋은 향을 맡는 것이 좋다. 귤, 오렌지, 레몬, 유자, 라임, 자몽 같은 과일들의 시트러스 계열의 향들은 사람의 기분을 상쾌하게 하고 살짝 고양시켜주는 경향이 있다. 이 향들은 정체된 기를 풀어주고 마음을 편안하게 해서 소화능력도 활발하게 해준다. 식사만 하면 체하는 신경성 소화불량이 있는 사람들은 이 향을 자주 맡으면 좋다.

약초들은 색깔에 따라 효능을 짐작할 수 있는데, 요즘은 그 것을 채소에 적용해서 '컬러푸드'로 정리하기도 한다. 붉은색 은 심장에, 푸른색은 간에, 흰색은 폐, 검은색은 신장에 주로 작 용하며, 노란색은 비위, 소화기에 효능이 있는 경우가 많다. 형 태로 짐작하는 경우는, 뾰족한 약초는 성질이 날쌔고 날카로우 며, 잎이나 꽃은 위쪽으로 기운을 발산하고, 뿌리는 내장 질환 에 작용하는데, 동그란 형태는 소화기에 작용하면서 여러 기운 을 두루 편안하게 조절해준다. 귤은 노란색 계열에 둥근 모양 이라 비위, 소화기의 기운을 편안하게 안정시켜준다고 유추해 볼 수 있다.

진피는 비타민C가 풍부하다. 감기에 걸렸을 때 귤껍질과 생강 말린 것을 끓여 먹으면 증상이 빨리 완화된다. 한의학적 으로는 비타민이 많다는 것은 기가 살아 있다는 말이고, 진피 는 기를 풀어주는 효능이 있으니 긴장성으로 생긴 근육 통증형 몸살기가 보이는 감기일 때에 효과가 있다. 이렇듯 아로마테라 피의 효과 및 기를 풀어주는 효능이 있으니, 현대인들의 스트 레스성 기운이 울체된 증상과 가벼운 화병에 꾸준히 복용할 차 로 진피차를 권하고 싶다.

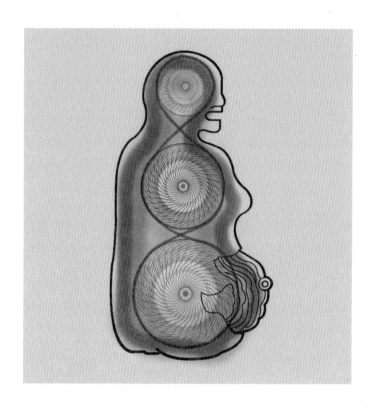

---

✦

---

기는 생명력을 뜻하며 동양의학의 입장에서 몸을 구성하는 기본이다. 요즘으로 따지자
면 세포, 조직, 기관 들을 움직이게 만들어주는 미토콘드리아, 신경전달물질, 호르몬에
해당한다. 온몸을 순환하며 돌아다니며 단전이라는 무형의 공간에 저장되고 갈무리된
다. 기는 소모되기 때문에 부족해지기가 쉬워 기 부족증이 생기는 경우가 많다. 기 부
족증을 보충할 수 있는 대표적인 약재로 인삼이 꼽힌다. 항상 순환하고 있어야 하는데
어느 곳에서 막히면 병이 된다. 그것을 기울증(기가 막히는 증상)이라고 하고, 이럴 때는
진피(귤껍질)같이 향이 좋은 약재들이 도움이 된다.

# 깊고 강한 에너지,
# 정

 

입으로 들어오는 음식들 중에서 좋은 것들이 모여서 몸에
이로운 작용을 하는데, 이 좋은 것 중에서도 특별나게 좋은 것
이 있다. 음식의 엑기스 부분, 영양소만 따로 모인 것, 진액만
담긴 상태가 그 음식의 '정'이다.(精爲身本, 정은 몸에서 근본이 된다) 호
흡을 통해서 좋은 기가 생겨난다. 이 좋은 것 중에서도 특별하
게 좋은 기운이 있다. 숨의 엑기스, 깊고 강한 에너지가 따로 모
인 것이 숨의 '정'이다. 숨을 쉼으로써 음식이 영양소로 분해되
어 몸에 흡수된다. 이 두 가지가 동시에 작용해서 만들어낸 것
이 조직에 진액을 보충해주고, 기관마다 돌아다니며 잘 작동
하도록 하고, 내 몸을 지켜주면서 생장을 도와준다. 이 중에서
역시 핵심, 엑기스, 최상의 것들이 미량씩 모여 물질화한 것이

'정'인 것이다.(精爲至寶, 정은 몸에서 지극히 보배로운 것이다)

정은, 한 요소의 핵심이자 엑기스인 정미로운 물질을 말한다. 음식물이 정으로 되는 과정을 비유할 때 소주 내리는 것을 예로 들곤 한다. 술 만드는 과정을 들여다보며 내 몸속에서 일어나는 일을 떠올려보면 좋겠다.

먼저 술의 재료가 되는 쌀을 깨끗이 씻어 도정을 한다. 우리 몸에 들어오는 입장에서는 쌀의 겉부분 영양소가 좋지만, 쌀의 입장에서는 그 겉부분은 속을 보호하는 요소일 뿐이다. 알맹이를 보호하기 위해서 겉에 온갖 보호 물질들이 싸이는데 그것이 항산화 물질들이고, 사람에게는 영양소가 되어 몸에 좋은 것이다. 어쨌든 쌀의 입장에서 보자면 하얀 속살이 쌀의 본질이다. 도정을 많이 하면 할수록 안쪽의 순수한 백미가 얻어지고 이것으로 술을 만들면 맛이 달고 순하며 기운이 맑은 술이 얻어져 좋은 품질의 술이 된다.

도정한 쌀로 누룩을 띄워 발효를 시킨다. 발효를 통해서 영양분이 잘게 쪼개져 소위 영양소의 나노분자화가 이루어진다. 그러니까 술이 기운이 강해진다. 밥은 한 숟갈 먹어 씹고 위장에서 소화액을 담아 소장에서 흡수해서 겨우 에너지를 조금 만들어내는데, 술은 한 모금만 마셔도 금세 온 혈관을 다 돌아다녀 취기가 올라오게 한다. 한 잔의 술에 천하장사가 된 듯한 느낌이 드는 것은 적은 양에 쌀의 엑기스가 들어 있어서 그렇고, 발효되어 아주 잘게 쪼개진 영양소가 굉장히 빠르게 흡수되기 때문이다.

따뜻한 아랫목에서 발효되어가는 도가니에서는 통 통 통 통 술 익는 소리가 난다. 이렇게 해서 만든 술은 찌꺼기를 걸러 위의 맑은 부분을 따로 떠낸다. 맑은 윗술 부분이 청주, 탁한 아랫술이 막걸리가 된다. 청주만 해도 곡식의 순정 부분이 깃들인 부분인데 이것도 세 가지 운명의 기로에 놓일 수 있다. 우선, 청주 자체로서 사람들이 즐길 수 있다. 또 하나는 여기서 자연적으로 두 번째 초산 발효가 일어나 식초가 되는 것이다. 마지막 기로로서 이것을 증류시키면 알코올 도수가 높아지니 이것이 증류주인 소주다.

청주를 다시 소주 내리는 도가니에 넣어서 아래에서 불을 지피고 위는 막아둔 다음, 위쪽 한켠에다 아래쪽으로 향하는 조그만 관을 뽑아둔다. 불에 안쪽이 후끈 달아오르면 술은 증류가 되어 위쪽 막힌 부분에 고이게 되고 이것이 식어 다시 관으로 또르르 내리는 것을 받아 모은 것이 전통방식의 소주다.(지금 시중에서 파는 소주는 이렇게 만든 것이 아니라 희석식 방법으로 주정 알코올과 물과 식품 첨가물을 섞어서 누구나 편하게 즐기도록 한 것이다. 이 소주와 구분이 필요하다) 소주는 곡식 안에 있는 정수를 취한 물질인 것이다.

사람 몸속에서 정이 만들어지는 과정도 이와 비슷하다. 쌀을 씻어 나쁜 것을 제거하는 것처럼, 위장에서 소장을 거치면서 좋은 음식물들이 모인 후 몸에 해가 되는 부분은 자동으로 대장으로 배출된다. 소장에서 흡수한 음식물들은 쌀을 도정한 것처럼 순수한 부분들이다. 몸 안에서는 누룩에 해당하는 소화효소가 버무려져 뜨뜻한 온도 속에서 발효가 이루어진다. 발효된 음식물들은 잘게 쪼개져서 몸의 어느 부분으로 가서 어떤 역할을 할지 대기하는 영양소가 된다. 발효는 깊은 호흡에 해당한다. 잘못 발효되면, 다시 말해서 얕은 호흡만 하면 부패되거나 에너지로 전환되지 못하고 찌꺼기가 많이 남는다.

잘 발효되어 영양소로 분해되면 술도가니에서 통통 튀는 소리가 나듯 몸 안에서도 편안하게 익어간다. 잘못 분해된 음식물들은 탈을 일으켜 체하거나, 위염 장염을 일으켜 통증을 유발한다. 잘 발효되어 몸에 필요한 좋은 영양소가 만들어지는데 이것이 기의 상태다. 이것은 우리 몸 어디로 가서 어떤 역할을 할지 생각하며 분주히 움직인다. 몸에서는 이들을 모아 또 한 번 발효시키고 증류하는 공정이 있다. 단전이라는 부분에서 기를 모았다가 호흡을 통해서 정으로 만든다. 이때 호흡이 아주 깊고 뜨거울수록 더 품질 좋고 많은 정이 모인다. 단전이 소주 내리는 과정에서의 도가니에 해당된다면, 아래쪽에 뜨거운 기운을 불어넣는 호흡은 불을 때는 것이고, 이를 통해서 한 방울 한 방울씩 정이 맺혀 다시 단전 주변 신장에서 만들어낸 주머니에 모인다.[이를 한의학에서는 신간동기(腎間動氣, 신장 사이에서 뛰고 있는 기운)라 부른다.] 이것이 몸에서 가장 정미스러운 부분이 되는 정이다.

이런 정은 몸의 근본이 되며(정위신본, 精爲身本), 몸에서 지극히 보배로운 것이라서 비유를 하자면 사람에게 가장 중요한 것이 목숨이고, 아껴야 할 것은 몸이고, 귀중하게 여길 것은 정이라 하였다.(정위지보, 精爲至寶) 정과 기는 서로를 생기게 한다. 상천옹이라는 옛 선인이 말하길, "몸을 올바르게 평생 사용하기 위한 데에 정, 기, 신, 이 세 가지보다 귀중한 것은 없다. 몸을 귀하게 여기는 사람은 먼저 정을 귀중히 여겨야 한다. 정이 그득하면 기가 충실해지고, 기가 충실하면 정신 활동이 왕성해지고, 신이 왕성하면 몸이 건강하고, 몸이 건강하면 병을 덜 앓는다. 속으로 오장이 편안하고 겉으로는 살과 피부가 윤택하며, 얼굴에는 광채가 돌고 귀와 눈이 밝아져서 늙었어도 더욱 기운이 솟는다"(精爲至寶, 정은 몸에서 지극히 보배로운 것이다) 하였다.

몸에 이런 정미로운 정이 쌓이는 곳이 단전 주변의 무형의 공간이다. 정이 풍부할수록 몸이 건강하다. 정을 소모할수록 몸의 엑기스를 빼내는 것이다. 정을 채우면 채울수록 좋은데 살아가는 과정이 전부 기와 정을 소모하는 일이라 채우기가 쉽지 않다. 게다가 정이 저절로 빠져나가는 질병들이 있으니, 그러한 병을 얻게 되면 이만저만 고민이 아니다. 남자는 단전 부분이 완전한 무형의 공간이고, 정은 정액의 형태로 모인다. 여자는 이 부분에 자궁이 위치해 있어서 다음 생명을 잉태하는 기운이 서린다. 그래서 이 부분은 다음 생명을 만들어내는 핵심인 곳이기도 하다. 모든 생명체의 최고의 과업은 자신을 복제한 생명을 이어가는 것이다. 단전에 쌓인 정은 생명체의 의무를 확실하게 준비하는, 몸에서 만든 정수다.

〈신형장부도〉를 보면, 배꼽 주변으로 물결치듯이 그려놓은 파동 모양이 있다. 아랫배 깊숙이 호흡을 하는 모양을 표현한 것이다. 위쪽 장부에서 받아들인 음식들과 복부까지 내려오는 깊은 호흡에 의해서 만들어진 기가 모여 파동 안쪽에 단전이라는 무형의 공간을 만드는 것을 볼 수 있다. 앞서 설명한 술 만드는 이야기를 떠올리면서 보면 이해가 더 빠를 것이다. 기를 쌓아두는 단전에서는 근원적인 불의 기운이 서리고, 정은 그 안쪽 깊숙한 곳에 물의 기운을 모아둔다.

# 물과 불의 기운이
# 공존하는 곳들

　단전의 안쪽은 진액이 모여 있고, 바깥쪽으로는 뜨거움이 뻗어나간다. 정을 가두고 내보내는 조절자 역할을 하는 장기가 신장이다. 그래서 신장은 정의 진액을 모으는 차가운 水의 기운과, 단전을 다스려 정을 내보내고 여러 곳에 분배하는 뜨거운 火의 기운을 동시에 가지고 있다. 간혹 이것을 구분해서 차가운 기운은 신장이라고 말하고, 뜨거운 기운은 명문이라 부르기도 한다.(좌신우명문, 左腎右命門) 해부를 통해 몸을 들여다보면 신장은 두 부분으로 이루어져 있다. 하나는 우리가 익숙한 콩팥 모양의 신장이다. 그 위에 덮개처럼 놓인 부분을 하나 더 관찰할 수 있는데 신장에 딸려 있는 부록이라는 뜻으로, 부신이라 부른다. 신장은 혈액을 걸러서 남는 찌꺼기를 소변의 형태로 만들어 방광으로 내려보낸다. 걸러진 혈액을 맑게 만들어 온몸에 내보내니, 마치 정수기의 필터 같은 역할이다. 맑은 혈액이야말로 좋은 기운이 담긴 것이니 신장은 기운을 생성해내는 첫 번째 기관이다. 부신은 신장에 붙어 있긴 하지만 호르몬으로서 전혀 다른 기능을 한다. 이곳에서 여러 가지 호르몬이 나오고 조절되는데 대표적으로 스테로이드 호르몬이 있다.

우리 몸은 스트레스를 심하게 받거나, 신체 기관에 문제가 생기면 스테로이드 호르몬을 분비해서 신체 손상을 막는 역할을 한다. 만약 길을 걷다 호랑이를 만난다면? 신체 기관이 나의 목숨을 방어하기 위해서 온갖 작동을 할 것이다. 어마어마한 스트레스를 이겨내고 동시에 방어하고 공격하기 위해서 호르몬이 펑펑 분비된다. 내 정신과 신체 기능을 순간적으로 꽉 차게 가동시켜주는 역할을 하는 것이 스테로이드 호르몬이다. 그래서 나는 개인적으로 스테로이드 호르몬을 '헐크 호르몬'이라 부른다. 아이가 큰 트럭에 깔렸는데 연약한 체구의 아이 엄마가 집채만 한 트럭을 번쩍 들어 올려 아이를 구출했다는 뉴스를 들은 적이 있다. 그런 일을 가능하게 만들어주는 것이 이런 호르몬이다. 운동을 좋아하는 사람들은 한 번쯤 들어봤을 수도 있다. 올림픽에서 도핑 테스트에 걸리는 약물, 그 대표적인 것이 바로 스테로이드 호르몬이다. 근육이 울퉁불퉁한 휘트니스

선수들도 스테로이드를 이용해가며 근육 덩어리를 키운다. 스테로이드 호르몬은 힘만 강하게 하는 것이 아니라 신체 조직의 재생능력에도 관여한다. 합성 스테로이드 호르몬은 여러 난치성 질환에 쓰인다. 아토피성 피부염, 각종 알레르기, 자가면역 질환… 등등, 정상적인 치료가 힘들 때 이런 헐크의 힘과 엄청난 재생능력의 도움을 받는다. 다만, 얻는 게 있으면 잃는 것도 있다. 그 때문에 생기는 여러 심각한 부작용이 이미 널리 알려졌듯이 상당히 조심해서 다루어야 한다.

부신에서 생기는 이런 호르몬의 큰 파워가 한의학에서의 화의 기운이다. 불길이 치솟는 듯한 힘을 우리 몸에 생겨나게 한다. 단전에 응축되어 있던 에너지가 순간적으로 끝까지 가동되어 기운을 치솟게 한다. 이 기능을 하는 부분이 신장 중에서 단전의 기능과 이어진 명문이라는 부분이다. 그래서 신장은 두 얼굴을 가지고 있다. 하나는 정미로운 에너지 덩어리를 응축해서 가진 차가운 수(물)의 기운과, 그 에너지가 폭발하는 힘을 가진 뜨거운 화(불)의 기운이다.

정이 잔뜩 쌓이다 넘쳐나면 어떻게 될까? 정은 단전에서 넘쳐나면 여러 신체 기관에 공급되어 오장육부를 튼튼하게 하고, 근골격계를 원활하게 하며, 몸이 좋은 컨디션을 유지하게끔 만들어준다. 그리고 무엇보다 중요한 공급처가 있는데, 그곳이 바로 뇌다. 뇌로 이어지는 연결통로는 따로 마련되어 있을 정도로 중요하게 여긴다. 〈신형장부도〉를 보면 꼬리뼈를 통해서 척추까지 마치 쇠사슬 체인이 이어지듯 올라가 뇌까지 연결되어 있는데 이 여정이 바로 정이 지나다니는 통로다. 정은 척추 안쪽 척수를 타고 올라가며 채워진다. 차곡차곡 채워진 정은 마지막에 뇌를 채운다. 사실 척수도 뇌의 한 부분이기 때문에 단전의 정이 채워지면 그다음 단계로 바로 뇌를 건강하게 한다고 생각하면 되겠다. 최근 현대의학으로 장도 뇌처럼 인지-판단 기능을 하는 것으로 밝혀지고 있다. 이 주변에 위치한 단전 속 정의 역할을 생각한다면 수긍이 가는 이치이다. 우리 몸에 가장 정미로운 에너지인 기-단전-정-척수-뇌의 축이 이렇게 완성된다.

한의학에서 뇌는 우리 몸 가장 정미로운 정이 가득 찬 곳이다. 그래서 몸이 약해져 정이 새면 뇌에서 금방 느낀다. 아래에서 차곡차곡 올라가며 채워야 하는데 몸에서 새버리면 뇌로 가는 에너지가 없어진다. 뇌를 건강하게 하는 힘의 근본은 아랫배 단전에 기와 정이 얼마나 잘 쌓여 있나에 따른다. 하초의 에너지를 함부로 쓰면 멍해지고 뇌의 집중력이 떨어진다.

## 녹용

민담에, 아이들이 녹용을 많이 먹으면 바보가 된다며 너무 많이 복용하지 않도록 경계하는 말이 있다. 녹용은 정을 활성화하고, 단백질을 팍팍 공급하며, 에너지를 주는 약재다. 약효도 강하고 빠르다. 그래서 녹용은 정 부족 증상을 낫게 하는 가장 확실한 약재 중에 하나다. 만성피로로 힘들어도, 정력이 떨어져도, 허리가 약해지면 꼭 처방했다. 빠르게 피로를 회복하고, 어지러움증을 해결하며, 식은땀을 멈추고, 뇌의 집중력을 높여준다. 정을 채우면서 부신의 호르몬을 자극하는 효능이 있어서 힘도 막 세어지게 만들어준다. 아이들 성장기에 필요한 성분들이 어마어마하게 많으니 키를 키우는 데 필수적이다. 이러다 보니 성장기 아이들, 특히 예전에는 남아 선호 사상이 강하다 보니 남자아이들에게 많이 처방했다. 자신에게 맞는 처방에다 녹용을 더해서 복용하면 효과가 두 배나 증폭된다. 밥도 잘 먹고 체력이 좋아져서 엄마 아빠들이 뿌듯해할 수 있다. 그런데 성장기의 남자아이들에게 녹용의 효과는 꼭 공부로만 가는 것이 아니었다. 이때는 이성에 대한 관심이 폭발할 때다. 단전에 에너지까지 넘쳐나는데 녹용 같은 약재로 더 기운을 불어넣다 보면 넘치는 에너지를 주체하지 못해서 자위행위로 풀어버리곤 한다. 녹용의 효능이 너무 좋아서 이런 일이 생기다 보니 넘치도록 복용하는 것을 경계하여 주의를 준 것이다. 머리를 좋게 하고 성장에 도움을 주면서 체력을 키우라고 준 녹용을 엉뚱한 데 쓰면 억울하니까. 어쨌든 정을 채우는 것은 온몸의 에너지를 채움과 동시에 뇌 활동에도 좋은 영향을 준다는 점을 기억하자.

앞의 예시에서처럼 정이 모자라게 되면 아랫배 기운이 약해져 성적인 능력도 떨어지고, 척추가 올라가는 부분인 허리가 시큰거리고, 등이 뻣뻣하며, 다리가 시큰거리고, 머리가 빙빙 돌고, 눈앞이 어질하면서 귀에서 소리가 난다.(精爲身本, 정은 몸에서 근본이 된다) 이 증상들이 나타나는 부위는 정이 지나다니는 길과 일치한다. 〈신형장부도〉에서 단전부터 쇠사슬처럼 생긴 척추를 따라 뇌까지 올라가 눈과 귀로 에너지를 소모하는 것까지 해당하는 루트다. 반대로 정이 충만하면 위의 현상들이 쭉 따라서 좋아진다. 혈기가 넘치며 허리 다리가 튼튼해지고, 눈과 귀가 밝아진다. 정이 부족해서 생긴 질환들을 고치려면, 정을 채우는 시간과 노력이 많이 든다.

# 어지러우십니까?

정이 약해지는 증거 중에 하나가 어지러움이다. 뇌 속에 가득한 정의 기운이 빠져나가면 어질어질 어지러움을 느낀다. 어지러움의 정도는 다양하다. 가벼운 현기증부터 눈앞이 빙글빙글 도는 듯한 어지러움까지, 사람마다 느끼는 것은 여러 형태이다. 현기증은 빈혈이나 기력 부족에 의해서 생기는 경우가 많고, 어지러움이 크게 느껴지는 경우에 중풍 전조증일 경우도 있다. 신경정신적으로 어지러움이 느껴지기도 하고, 저혈당 증상 때문에 소위 '당 떨어질 때' 어지러움도 느낀다. 대부분 한의학에서 잘 치료하는 증상들인데 요즘 특히 이석증, 또는 메니에르 병이라고 하는, 전정기관 이상으로 인한 어지러움으로 고생하는 사람들이 상당히 늘었다.

전정기관은 귀 내부에 자리한 곳이다. 여기에는 미세한 돌이 있는데 귀 속에 있는 돌이라 이석耳石이라 부른다. 양쪽 귀 전정 쪽에 이석들이 균형을 맞추어 올려놔져 있으면 몸이 균형을 이루고 있는 상태다. 만약 차가 우회전을 해 몸이 한쪽으로 쏠릴 때 '아, 몸의 균형이 잘못되었으니 균형을 바로잡아야겠다'는 신호가 귀를 통해서 소뇌로 올바르게 간다면 나는 균형을 맞추기 위해서 반대쪽으로 기울일 것이다. 배를 타면 너무 심하게 요동을 쳐서 균형을 못 잡으니까 뱃멀미를 하는 것이다.

이처럼 우리 몸의 균형을 잡는 기관은 여러 곳이 있지만 귀의 전정기관 이석들이 하는 역할이 상당히 크다. 만약 코끼리 코를 하고 몇 바퀴를 빙글빙글 돌고 나면 이석들이 온통 여기저기로 흩어져서 도무지 균형을 잡을 수가 없다. 이석증, 메니에르 병은 이런 상태가 종일 계속되는 현상이다. 어떤 이유에서 이석들이 전정기관의 원래 있어야 할 곳을 빠져나가서 엄청난 어지러움이 생긴다. 속이 울렁거리고 앞이 빙빙 돌아서 몸을 가누지 못할 정도가 된다.

그런데, 왜 귀에 멀쩡히 잘 있던 돌이 제자리에서 빠져나가는 것일까? 양의학에서는 알 수 없다고 하지만, 한의학에서는 정 부족 증상의 일종으로 설명한다. 기운이 약한 상태에서 신경을 많이 써서 신경성 소화기 증상도 생겼는데 정을 많이 소모해버린다면 어지러움이 극심해진다. 이석증 환자는 당일 치료가 어렵다. 누운 자리에서 일어나기도 힘들기 때문에 병원까지 올 수 있는 상황이 아니거나 극심하면 응급실로 실려간다. 응급실에서도 안정을 취하는 휴식 말고는 별 도리가 없기 때문에 잠시 쉬었다가 퇴원하며 보통 2~3일 지나면 자연히 차차 나아지는 편이다. 그러다 기운이 약해지거나, 신경 쓸 일이 생기거나, 소화가 안 되는 일이 겹치거나 하면 종종 재발한다. 단순 이석증은 청력에는 문제가 일어나지 않지만, 거의 증상이 비슷한 메니에르 병은 증상이 심해서 한 달 이상 고생하기도 하고, 자꾸 재발할 경우 청력 손상까지도 일어날 수 있다. 이렇게 고생하지 말고 한의학적으로 정을 채우는 한약과 조리 섭생법을 익혀 실천하면 상당히 빨리 좋아지고 재발율도 뚝 떨어지거나 현저히 약하게 온다.

발병 당일 응급조치로 알려드릴 수 있는 것은 목의 각도 조절이다. 침대 모서리에 누워서 목을 바깥으로 빼고 눕는다. 이 상태에서 고개를 뒤로 살짝 젖혀 30~45도 정도로 좌우로 꺾으면서 움직이다 보면 어느 각도에서 딱 괜찮아지는 순간이 있다. 귀의 돌 상태가 그 각도에서 균형을 잡고 있는 듯한 상태다. 이렇게 가만히 있으면서 심호흡을 하여 안정을 취하자.

자동차 엔진이 낡은 차가 있다 치자. 이런 차를 시동 걸려면 기름을 끌어올리는 데 시간이 한참 걸리므로 충분히 기다렸다가 시동을 서서히 켜준다. 몸도 정의 에너지가 위로 잘 안 올라가면 살살 달래면서 하복부의 기운이 위쪽으로 올라가기를 기다려야 한다. 이석증이 자주 재발하는 분들은 정, 기, 단전의 에너지가 모자라다는 점을 기억하시기 바란다. 보양식도 먹고, 휴식을 충분히 취하면서 소화기 관리를 잘 해야 하고, 무엇보다 너무 심하게 스트레스 받지 않도록 마음과 정신을 잘 다스려야 한다.

# 공진단의
# 비밀

어지러울 때는 물론이고 정이 모자라서 생기는 모든 증상에 쓸 수 있는 최고의 명처방이 있다. 바로 공진단이다. 세간에는 TV 드라마에서 부잣집 사모님들이 서로 챙겨주는 선물로 등장하면서 비싼 한약 정도의 이미지를 갖고 있는데, 지금까지 알아본 것을 토대로 공진단이 정을 채워주어 근본적인 면역을 향상시키는 효능을 알아보자.

공진단은 원나라 시대의 명의 위역림이 고안하여 황제에게 진상한 처방으로도 알려져 있다. 정을 보충하는 역할이 대단하여 수많은 왕들이 애용한 처방이기도 하다. 격무에 시달리던 조선시대의 왕들도 체력이 떨어진다 싶으면 수시로 공진단을 진상해서 복용한 기록이 많다. 특히 가장 처방을 많이 받은 왕 세 분을 꼽으라면, 우선 권문세가에 맞서 정치적인 싸움을 하던 정조 임금과 순조 임금은 스트레스를 해소해서 화병을 치료하고 머리를 맑게 하면서 체력을 기르기 위해 애용했다. 그리고 선천적으로 하초가 약했던 장희빈의 아들 경종은 정력 강화를 위해 수시로 공진단을 처방받은 왕이었다. 공진단供辰丹의 공供은 두 손으로 공손히 받든다는 뜻이고, 진辰은 신이라고 발음하기도 하는데 별을 뜻하며 그중에서도 북두칠성을 의미한다. 북두칠성은 동북아시아의 밤하늘 어느 곳에서도 보여 중심이 되는 별자리로 마음의 고향 같은 곳이고, 바로 옆의 북극성을 보좌하여 우주의 중심으로 인식되는 곳이다. 즉, 제왕의 별을 공손히 떠받드는 처방이라는 뜻으로 황제를 위한 약이라는 의미를 담고 있다.

공진단의 처방은 큰 효능에 비해서 의외로 간단하다. 녹용과 사향 그리고 당귀와 산수유, 이 네 가지가 전부다. 당귀는 혈을 보충하고 혈액 순환을 동시에 시키는 약재로 유명하고, 산수유는 정을 보충하는 효능이 있는데, 공진단에서 핵심은 녹용과 사향이라 할 수 있다.

녹용 설명을 앞선 부분에서 조금 더 보충한다면, 여러 동물 중에서 뿔 속에 피가 흐르는 것은 사슴이 유일하다. 단단한 머리뼈를 뚫고 위로 치솟는 기운, 단단한 외피 속에서 뜨거운 혈이 왕성하게 돌아다는 것은 앞서 설명한 단전의 역할과 유사하다. 차가운 수의 기운과 뜨거운 화의 기운을 간직하고, 기와 혈을 동시에 보충해준다는 느낌이 단번에 온다. 한 마리의 수사슴이 여러 마리의 암사슴을 거느리는 왕성한 체력은 그런 면에서 온다고 믿겼는데, 현대의 여러 실험에서 녹용을 분석해보면 과연 혈액 순환과 기력 보충에 굉장히 도움이 되는 것을 알 수 있다. 우리 몸의 정을 보충해주는 기능으로 녹용은 예나 지금이나 최고의 약재로 평가받고 있다.

사향은 수컷 사향노루의 생식선 아래에 있는 일종의 호르몬 주머니다. 일반 사슴이나 노루에 비해서 체구도 작고 굉장히 예민해서 작은 소리에도 펄쩍 뛰면서 달아나기 바쁘다. 아주 높은 고산에서도 잘 살며, 1년에 한 번 짝짓기를 하며 다른 날에는 혼자서 살아간다는 것이 고고함과 신비감을 낳고 있다. 때가 되면 사향주머니를 스스로 떼어내는데 이것이 약재로 사용하는 부분이다. 사향은 워낙 구하기가 힘들어서 진품 시비도 많이 거론된다. 향이 굉장히 독특해서 지금도 유명한 화장품, 고가의 향수에 사향향이 많이 쓰이고 있다.

향이 강한 약재들은 기가 강해서 전달 속도도 빠르다. 향은 다른 약재들의 기운을 등에 업고 쏜살같이 달린다. 공진단 속 녹용의 기운을 소화 흡수하여 천천히 보충하는 것이 아니라 사향의 향을 팍팍 전달하기 때문에 효과가 매우 신속하다. 한 알을 입에 넣고 한 번 두 번 베어 무는 순간부터 눈 뒤 머릿속에서 어두운 곳에 불빛이 환하게 밝아오는 것이 느껴질 정도다. 향은 정신을 깨우고 두뇌 활동을 활성화시키기도 해서 머리가 빨리 맑아지고 개운해진다. 또 사향은 약간의 최음 효과도 있다. 녹용의 기운도 말초혈액을 왕성하게 하는데 사향까지 가세하니 남녀 모두의 성 능력을 빠르게 향상시켜준다. 그러다 보니 조선시대에는 신혼부부에게 사향을 넣은 향주머니를 차게 했는데 신분이 높고 권세를 자랑하고 싶은 세도가일수록 사향을 많이 써서 향주머니를 크게 하는 게 자랑이었다.

이렇듯 공진단은 정을 보하면서 위로는 머리를 맑게 하고 아래로는 체력을 기르게 하여, 정력을 강화시키고 면역력을 근본적으로 키우는 처방이다. 모든 정 부족 증상뿐만 아니라 어지러움이 잦은 증상을 해결해줄 수 있는 약이라 할 수 있다.

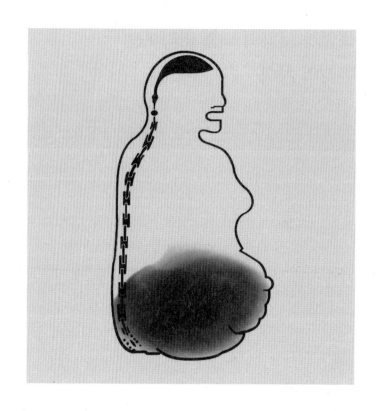

---

기 중에서도 맑고 좋은 재료들이 따로 모인 것이 정이다. 기를 따라 온몸에 있지만 특별히 아래쪽 단전에 많이 모인다. 남자는 정액, 여자는 생명을 잉태하는 자궁에서 가장 중요한 원천이다. 정의 기운은 넘쳐나서 척수를 거쳐 뇌에 모인다. 그래서 정이 모자라면 어지러움, 기억력 저하 같은 뇌의 증상들이 나타난다. 정을 채워주는 아주 강력한 약재가 녹용인데, 녹용의 효과를 온전히 받을 수 있는 처방으로 공진단을 들 수 있다.

# 동양과 서양의 뇌를 바라보는 관점의 차이

생명체에 있어 기는 존재 그 자체다. 기는 정과 서로 협력해서 형태를 만든다. 이렇게 물질적으로 드러난 형체를 움직이고, 제어하고, 소위 영혼을 불어넣을 것이 필요하다. 바로 신이다. 기는 신이라는 모습으로 바뀌어 온몸을 통제한다. 물은 기화되어 수증기가 되고 얼어서 얼음이 되지만 근본은 하나이듯, 정-기-신은 모습을 다르지만 근본은 하나다. 이들은 나타나는 곳마다 역할을 달리하고 보이거나 느껴지는 것이 다를 뿐 어떤 것이 먼저 생겨난 것도 아니고 하나가 다른 것에 우선하거나 우위에 있지 않고 유기적으로 순환하는 존재다. 정-기-신으로 인해 형체와 기능이 생겨났고, 형체와 기능은 음식과 호흡을 통해서 정-기-신을 만들며 유지된다.(오미생신)

신에 대해서 이야기하자면, 세상 모든 것에 신이 있다는 범신론 같은 느낌도 드는데, 감정이나 신경정신과적인 영역으로서 서양 의학적으로는 뇌에 대한 연구와 비슷한 면이 많다. 현재 서양 의학에서 가장 크게 투자하고 있는 분야는 뇌에 관한 영역이다. 몸의 신경과 근육, 뼈 같은 구조물들, 여러 가지 호르몬을 비롯한 대사체들, 세포와 세포변이로 일어나는 염증, 암세포 등에 관해서 연구가 이루어질 만큼 이루어져 웬만한 지식은 다 갖추어졌다. 하지만, 뇌에 관해서는 아직 미지의 영역이 상당하다. 생각이 어떻게 이루어지는지, 왜 인간이 최상의 생각을 가지게 되었는지, 꿈은 도대체 무엇이며 왜 꾸는지, 상상은 어떤 식으로 일어나는 것인지 뇌 속에서 실질적으로 이루어지고 있는 부분들에 대한 이해가 아직 한참 필요하다.

동양 의학에서 뇌라는 부분을 대접하는 분위기는 서양 의학에서 인식하는 것과는 사뭇 다르다. 서양 의학식 교육을 받는 현대인들에게 사람 몸에서 가장 중요한 부분이 무엇이라고 생각하느냐고 물으면, 대개 뇌 아니면 심장이라고 대답한다. 아마도 서양 의학에서 죽음을 판단하는 데 결정적인 부분이 뇌와 심장이라서 그렇게 판단하는 듯하다. 그중에서 인간을 인간답게 만드는 생각이 일어나는 곳이 뇌이기 때문에 사람의 핵심이 어디냐를 물으면 대부분 뇌를 떠올리는 편이다.

전통적인 동양 의학에서 뇌의 의미는 약간 다르다. 각 오장 육부마다 다스리는 신이라는 부분이 있는데, 뇌는 각자 따로인 이들을 통합적으로 모으는 센터로 인식한다. 우리 온몸 구석구석마다 신이 깃들어 있고, 그중에서 오장에 강력한 신이 있으며, 이 신들의 역할을 따로 모아서 한 군데에서 기능하도록 만든 센터가 뇌다. 그래서 동양에서 사람의 핵심은 무엇이냐고 묻는다면 오장육부가 된다. 사람이 생겨날 때 오장육부가 먼저 생겨나고, 이를 통해 몸통과 팔다리, 이목구비가 생기고, 오장육부를 위해 뇌가 만들어지니 사람의 중심은 오장육부다. 서양에서는 뇌가 모든 권한을 쥐고 온몸을 통제한다 생각하는 반면, 동양에서는 오장육부가 동등한 관계에서 연결되는 몸과 마음의 주체다. 죽음도 동양에서는 혼백이 분리되는 것, 즉, 정-기-신이 흩어지는 것으로 인식하기 때문에 혼백과 정-기-신이 살고 있는 집인 오장육부의 유기적인 결합이 중요하다.

그런데 잠깐, 지금 수많은 과학 연구를 통해 뇌의 실체를 밝히고 있으니, 예전의 지식은 관념으로만 그치게 될, 잘못된 것은 아닐까? 동양학, 한의학은 수천 년의 경험을 자연계와 음양오행 등을 토대로 설명하다 보니 다분히 관념적, 철학적인 사유의 세계와 많이 맞닿아 있지만 현대 과학에서 밝히다 보니 의외로 놀라운 부분이 많다. 뇌에 관한 연구도 마찬가지다. 장

신경계도 그중의 하나다. 장 속에도 뇌처럼 신경 다발이 있어서 감정을 느끼고 판단하고 명령 체계에 의해서 컨트롤되는 신경 전달 물질이 있다는 것이 밝혀졌다. 뇌에서 하는 역할과는 조금 달라서 시를 써내거나 수학 문제를 풀지는 않지만, 장에 있는 신경계 역시 뇌와 같은 역할을 한다. 그래서 최근 인체를 연구하는 과학계에서는 장을 '제2의 뇌'라고 부르고 있다.

신경을 쓰면 골치(뇌)도 아프지만 배(장)도 아프다. 복잡한 문제에 맞닥뜨려 두통이 일어날 때면 장도 복잡해져서 염증을 일으킨다. 긴장할 일이 생기면 장에서 반응이 오는 것을 과민성 대장증후군이라 한다. 사촌이 땅을 사면 배가 아프다는 것도 이런 이유다. 오히려 머리에서 일으키는 이성적인 반응보다 훨씬 더 인간다운 반응을 일으키는 곳이기도 하다. 그래서 직감에 의존하는 사람들은 판단할 때 논리보다는 장의 반응을 살핀다고도 한다.

행복하다는 느낌을 만드는 호르몬이 있다. 세로토닌이라 부르는 호르몬이 펑펑 분비되면 '아~ 행복하구나' 하고 느낀다. 행복 호르몬이라는 별명이 붙은 세로토닌 호르몬은 80% 이상이 장에서 분비된다.(간혹 학자들에 따라 95%까지라고 하는 경우도 있다!) 배 부르고 등 따시면 행복이라는 게 속담에 그치는 말이 아니다. 또 도파민이라는 호르몬이 있는데, 이 호르몬이 분비되면 모든 일에 적극적이 되고, 기쁘고 즐거운 느낌이 든다. 일을 잘 수행한 후 보람이 막 느껴질 때 팡팡 분비되는 호르몬이 바로 도파민이다. 이 호르몬의 50% 역시 장에서 분비된다. 이렇게 우리가 느끼는 감정이 장의 상태와 깊은 연관이 있다.

사람이 생겨날 때도 장이 먼저 생긴다. 뇌는 나중에 분화되어 나타난다. 생명의 시작은 장부터인 것이다. 죽음에 있어서도 장이 죽으면 뇌도 죽지만, 뇌가 죽어도 장은 살아 있는 식물인간 상태도 있다. 목숨을 좌우하는 핵심은 어쩌면 뇌보다 장인 것 같다. 생명체들을 봐도 아메바처럼 장만 있는 생물은 있으나 뇌만 있는 생물은 없다. 이러한 측면을 고려해보면, 어쩌면 뇌보다 장이 중요한 것 같지 않은가? 게다가 해부학 책을 가만히 보고 있으면 위, 소장, 대장이 꼬여서 뭉쳐 있는 모습이 마치 뇌의 모습과 비슷하다는 생각마저 든다. 머릿속의 뇌와 척추 속의 뇌인 척수 그리고 단전 주변을 둘러싼 장이라는 뇌가 연결이 되고, 〈신형장부도〉에서 단전의 정기가 넘쳐나면 척수를 따라 올라가 뇌를 채운다는 뜻이 완전히 이해가 된다.

우리는 생각하는 힘인 정신력이 뇌에만 있는 듯 배워왔다. 몸 전체를 통제하는 능력 또한 마치 뇌의 전유물인 것처럼 가르쳤다. 그런데 생명을 공부하고 이해하면 할수록, 뇌 혼자서 하는 것이 아니라 몸속 어딘가에서 보조를 받는 느낌을 받는다. 심지어 세포 하나하나까지 모두 생각하는 듯하다. 사람 몸이 유기적으로 연결되어 있다는 뜻은, 각 조직 기관이 주체적인 객체로 존재한다는 것을 전제로 한 말이기도 하다. 뇌는 조직 기관들이 유기적인 연결을 돕기 위해 사고하고 판단하며 신경 전달 물질을 뿜어서 소통한다. 장 신경계까지 이루어진 뇌-척수-장의 축은 이런 전체적인 구도를 더 깊이 이해할 수 있게 해준다.

동양 의학에서는 여기에서 한 걸음 더 나아가 오장의 역할을 이야기한다. 간·심·비·폐·신, 다섯 가지 장에 큰 힘을 가진 강력한 신이 있다는 것이다. 지금까지 말한 장 신경계는 위-소장-대장 쪽의 육부에 관한 것이었다. 한의학의 이론에 따르면 오장 속에 더 큰 사고와 판단, 몸을 조절하는 능력이 존재하니, 육부와 머릿속 두뇌와 척수 뇌까지가 모두 신이라는 영역 속에서 각자 역할을 한다. 시간이 흘러 과학이 더욱 발달하면 인체의 유기적인 모습도 관찰할 수 있게 되어 오장 속 신의 모습도 볼 수 있기를 고대한다.

한의학의 거대한 체계는, 오장 속에 각각의 신이 깃들어 있어 각각의 역할이 있다는 것이 핵심이다. 이 부분을 이해해야 한의학에서 시행하는 치료법들도 납득할 수 있다. 오장을 치료하는 법뿐만 아니라, 약초를 분류하는 법, 경락을 선택하는 법,

한방 정신과적인 심리 상담까지 모두 오장 속의 신을 이해해야 설명이 가능하다. 이 지점이 한의학과 현대 양의학이 대화할 때 가장 걸림돌이 되는 부분이기도 하다. 인체를 바라보는 관점이 처음부터 다른 기초에서 시작되니 중간 부분인 해석하고 설명하는 부분과 마지막 치료법을 선택하는 데에서는 얼마나 차이가 많겠는가.

한의학에서 마음의 문제가 몸의 문제와 직접 연결되어 있다고 생각한 지 수천 년째다. 그러니 오장 속 신이 각각의 마음에 따라 몸의 문제로 드러나는 것이 당연하다. 서양 의학에서 몸과 마음이 연결되었다고 인정한 지는 불과 백 년 정도의 세월이 되었다. 얼마 전만 해도 마음이 몸에 미치는 영향을 아예 인정하지 않다 심리학이라는 학문을 통해서 비로소 인정했고, 몸이 마음에 미치는 영향을 이해한 것 역시 극히 최근의 일이다. 그러니 오장 속에 신이 있다는 의미를 이해하는 데는 시간이 더 필요할는지도 모른다.

오장 속 신은, 종교에서 말하듯 하는 신은 아니다. 몸 안에서의 신은 신명, 의식, 영혼, 감정 등으로 해석할 수 있다. 또, 직관, 영민함 등과도 연관된 말이다. 각 장부마다 신이 깃들어 있고, 그 신은 다시 일곱 가지 의식 체계와 일곱 가지 감정으로 나뉘어 각각 주관한다. 심은 신을 간직하고, 폐는 백을 간직하며, 간은 혼을 간직하고, 비는 의와 지를 간직하고, 신은 지와 정을 간직한다.(伍藏藏七神, 오장에 일곱 가지 정신적인 활동이 저장되어 있다) 각 신이 맡은 감정을 보자. 심은 기쁨(희喜)과 놀래는 것(경驚), 간은 화남(노怒), 폐는 근심 걱정(우憂)과 슬픔(비悲), 비는 고심(사思, 지나친 생각), 신은 공포(공恐)를 주관한다.(희, 노, 우, 사, 비, 경, 공) 그래서 지나치게 기뻐하거나 깜짝 놀래는 일이 많으면 심장을 약하게 만들고, 스트레스를 받아 자주 화를 내면 간이 상한다. 꺼이꺼이 울면서 슬픔에 잠겨 있으면 폐가 상하고, 생각이 많아 고민이 깊어 먹는 것조차 힘들면 비가 상한다. 심한 공포감을 계속 느끼면 신장이 나빠진다.

이 모든 의식과 감정 등의 신을 총괄하는 곳은 오장육부 중에서도 심이다. 심을 '마음 심'이라고 하듯, 우리 마음의 최고 주관자는 심에서 나온다. 마음이 아프면 심장 부분이 아려오고, 마음이 불편하면 심장 부분이 조여들고, 마음이 편하면 심장 주변이 시원해서 가슴을 활짝 펼 수 있는 데서도 알 수 있다. 몸 안을 들여다보면 심장 주변에는 미주신경들이 많은데, 한의학에서는 심장이 마음으로부터 직접 손상되는 것을 막기 위해서라고 해석하며, 심장을 싸고 있는 막이라는 뜻으로 쓰는 심포라는 계통의 일부로 파악한다. 그리고, 이 미주신경들이 장과 연결되어 있다. 감정이 생기면 미주신경에서 반응해서 심장 주변에 위와 같은 다양한 증상으로 드러난다.

한의학을 이야기하다 보면 오장과 여러 감정을 이해하는 것이 치료에서 어떻게 적용이 되는지 궁금해하는 사람들이 많다. 그것은 그저 이론에 불과한 것 아닌지, 실제로 적용될지, 의문이 들 법하다.

가장 쉬운 예가 근심 걱정으로 인해서 밥맛을 잃었을 때 같다. 이럴 때 '비위를 상했다'는 말이 쉽게 이해가 갈 것이다. 이때 비위, 즉 소화기를 좋게 하는 약초를 사용해야 한다. 생각이 너무 여러 갈래로 흩어질 때 이를 정리하면서 소화기를 안정시켜주는 복령, 소화기를 따뜻하게 해서 편안하게 만들어주는 생강, 소화기의 습기를 말려주면서 안정시키는 백출, 막힌 듯한 느낌으로 답답할 때 이를 뚫어주는 신곡 같은 약재들이다. 경락은 비위 경락을 선택한다. 정강이뼈 아래에 있는 족삼리, 엄지발가락 아래쪽에 있는 태백 같은 혈자리를 자극해준다. 스트레스를 왕창 받아 무호흡증후군(호흡 곤란 상태인데, 여러 형태로 나타나지만 때로는 들이쉬거나 내쉬는 것 하나만 유독 심해지기도 한다), 공황장애 등이 왔다면? 간에 해당하는 약초와 경락을 선택한다. 예를 들면, 약초로는 시호 같은 것이 있고, 경혈은 엄지발가락과 둘째 발가락 사이에 있는 태충을 선택하겠다. 이렇게 오장과 감정을 연결할 수 있으면 치료할 수 있는 범위가 엄청나게 확장된다. 단순히 물질적인 수준에서 머무르는 것이 아니라 정신적이고 형이상학적인 부분까지 생각하면서 치료가 가능하기 때문이다. 경락으로 심리를 조절하는 세계는 정말 신기하기까지 한데, 오장육부의 신을 이해해야 해석이 가능하다.

한 아이가 수영장에서 머뭇거리고 있다. 친구들은 다 수영장 안에 들어가 신나게 놀고 있는데 이 아이는 물을 무서워하는 듯 두려워하며 들어갈 엄두를 못 낸다. 친구들과 놀고는 싶지만 물은 무섭고… 선생님들도 안타까워하지만 별 뾰족한 수가 없다. 때마침 주변에 경락의 힘을 알고 있는 의사가 있어서 이 아이를 도와주기로 했다. 이 의사는 아이의 이야기를 경청했다. 아이는 어릴 때 아버지가 자기를 물에 빠뜨린 경험이 있었고, 그때 심한 공포를 느꼈으며, 이후로 물만 보면 그 일이 생각이 나서 힘들다고 했다. 심지어 얕은 물에도 반응하는 것을 보면 트라우마가 깊었다. 의사는 이야기를 다 듣고 나더니 아이의 눈 아래를 손으로 지그시 눌렀다가 톡톡 두드렸다가를 반복했다. 그러고는 아이더러 "이제 가서 재밌게 놀려무나" 하고 아이를 보냈다. 처음에는 조금 두려워하던 아이는 훨씬 나아진 듯 용기를 내어 물에 들어갔고, 다른 아이들과 신나게 놀 수 있었다.

신기한 듯 느껴지는 이러한 이야기가 한의학에서 그칠까?

경락을 톡톡 두드리는 것만으로 치료를 하는 기법인 TFT를 창시한 과정에서 빠짐없이 인용되는 이야기다. TFT란, 경락에 관심이 많던 미국의 정신과 의사 로저 캘러핸이 창시한 치료 기법이다. 로저 캘러핸 박사는 심지어 욕조에 받은 물도 무서워하며 30년을 살아온 여성을 경락을 자극하는 것만으로 일시에 고친 경험을 이야기하며 치료법을 전 세계로 전하고 있다. 서양에서도 이렇게 신경정신의학, 상담심리 분야에서 경락을 활용해서 수많은 사람들에게 도움을 주고 있고, 마음뿐만 아니라 마음에 의해서 생기는 몸의 문제들도 치료하고 있다. 이 치료법은, 경락을 깊이 있게 이해하고 선택해서 매뉴얼화해서 원리만 익히면 편하게 치료에 응용할 수 있도록 만든 것이다.

이 사례에 대해서 풀이하자면, 수영장 물에 대해서 느끼는 감정은 공포다. 공포는 신장을 약하게 한다고 했다. 한의학의 원리에 따르면 신장의 기운을 억누르는 것은 비위의 기운이다. 비위의 기운을 강하게 해주면 신장의 공포감이 줄어든다. 위장 경락의 끝부분 즈음에 있는 눈자위 바로 아래에 승읍과 사백이라는 혈자리가 있다. 이 부분을 자극해주어 비위 기능을 활성화하고 이것은 다시 신장 기능을 조절해서 공포감을 사라지게 한 것이다. 지금은 이러한 치료 방법을 더 간단하게 만들어서 EFT라는 기법이 널리 보급 중인데, 한의사들은 이미 훨씬 고

차원적인 방법으로 매일 전국의 수많은 한의원에서 이 같은 치료를 하고 있다. 일반인이 할 수 있을 정도의 간단한 방법은 미국에서 정리한 이런 기법을 참고해보아도 좋겠다.

이렇듯 오장육부의 감정을 이해하면 다양한 분야의 치료에 응용이 가능하다. 특히나 요즘처럼 감정에 의한 고통이 많은 세상에는 이런 원리가 더 절실한 듯하다. 한국에서는 한약은 보약, 침 치료는 삐었을 때 맞는 것으로 인식하는 경우가 있는데, 앞으로는 한약은 치료약, 침은 경락을 조절해서 오장육부뿐만 아니라 감정도 다스릴 수 있는 것으로 인식이 바뀌기를 바란다.

감정은 무의식에 영향을 미치고, 무의식은 꿈으로 드러난다. 특히 정신 작용을 대변하는 심장 기운이 약해져 불안해지면 꿈을 더 많이 꾸게 된다.(魂魄爲夢, 혼백의 작용이 꿈으로 드러난다) 그래서 각 오장육부의 기운의 차이에 따라 각기 다른 꿈을 꾸게 된다. 위쪽의 기운이 왕성하면 날아다니는 꿈을 꾸고, 아래쪽 기운이 실하면 떨어지는 꿈을 꾸며, 배고파서 비위 기운이 약하면 무엇을 가지는 꿈을 꾸고, 간기가 왕성하면 성내는 꿈, 폐기가 많으면 우는 꿈, 심기에 영향을 받으면 웃기는 꿈을 꾸며, 비기가 왕성하면 노래 부르거나 몸이 무거워 움직이지를 못하는 꿈을 꾸고, 신기에 의한 것은 허리에 문제가 생기는 꿈을 꾼

다든지 하는 식이다.(淫邪發夢, 나쁜 기운들이 꿈을 만들어낸다) 내 몸의 기운이 오장육부 어디에서 왕성하고 약한지에 따라 감정을 비롯한 무의식에도 영향을 미친다는 것을 알 수 있다. 그에 따라 몸의 반응도 해석할 수 있는 것이다.

# 화병의 실체

50대 중반의 여성분이 진료실로 들어오셨다. 가슴이 답답해 미치겠다고, 이런 게 화병인 것 같다며 호소하신다. 불과 석달 전까지만 해도 잘나가는 회사의 임원이셨단다. 요즘이야 여성에 대한 대우가 예전에 비해 상당히 좋아진 편이지만, 이제 50대 중반인 이 여성분이 한창 활동하던 시기에 조직에서 남성들과 경쟁하며 임원까지 올랐다면 여간 힘든 게 아니었을 테다. "정말 힘드셨겠습니다. 대단하십니다"라고 말씀을 드렸더니 "그러면 뭐하나요"라는 대답이 곧 돌아온다. 다 지나가는 일이라고, 임원일 때는 운전기사도 있고, 어디 가서 명함을 내밀면 다들 알아줬는데 3개월 전 어떤 이유로 회사를 그만두면서부터는 자존심이 상하는 일이 이만저만이 아니라고 한다. 어떤 자리에 가서 한턱 쏘려고 해도 이제는 지갑 사정을 생각해야 하고, 이런저런 부탁을 하면 거절당하기 일쑤고, 여러 이유로 체면이 깎이는 통에 마음 상하는 일이 많아졌다고 했다. 그 와중에 결정적인 일이 생겼는데, 2주 전에 잘나가는 친구가 새로 산 차 자랑을 하는 걸 듣고는 갑자기 비위가 상하더니 옆의 친구가 농담으로 한 말에서 자기를 무시하는 듯한 느낌이 들었다 한다. 그 이후로 식사하기도 싫고, 잠도 못 들고, 가슴이 답답해졌다고 했다. 그래서 이런 대답을 드렸다. "네, 이건 화병이 맞습니다. 한의학에서는 그중에서 탈영, 실정 증상이라고 하지요."

「내경」에서, "이전에 고귀한 신분이었다가 나중에 천한 신분으로 되어 병이 들었다면 이를 탈영이라고 하고, 부유했다가 빈곤해진 탓에 병이 들었다면 실정이라고 한다. 이런 병은 바깥에서 나쁜 기운이 침범해서 생기는 병이 아니고, 내부에서 생기는 병이다. 환자의 신체는 날로 수척해지고 기는 허해지며 정은 줄어든다. 병이 심해지면 기력이 없어지고 추위를 느끼며 잘 놀란다. 병이 심해지는 것은 마음의 기운이 억눌려서 안과 바깥의 기운이 모두 손상된 탓이다. […] 이와 같은 증상이 생기면 음식 맛이 없어지고, 무기력해지며, 살이 빠지게 된다"(脫營失精證, 탈영증, 실정증) 라고 탈영, 실정에 대해 설명한다.

요즘은 이런 경우가 참 많다. 벼락부자가 된 사람이 주식 투자 후 벼락거지가 되는 경우를 본다. 매일마다 하루에 술을 백만 원 이상 마시던 사람이 어느 날부터 하루 밥 한 끼도 못 먹으면서 지낸다. 돈이 있다 없어지면 당연히 지출이 줄어서 외식비도 따라 줄겠지만, 이 정도가 되면 비참함도 느껴지리라.

회사 CEO, 임원, 정치인, 고위직 등 소위 높은 자리에 있다 물러난 사람들의 심정도 힘들 법하다. 퇴직 후 차에서 타고 내릴 때 문을 열어주는 사람이 없어 가만히 앉아 있다 망신을 당했다는 분도 있었다. 내가 살던 아파트에 굉장히 꼼꼼하게 일을 잘 해주시는 경비 분이 있었다. 강남의 한 아파트에서 경비 일을 하는 분께 어떤 아파트 주민이 모욕감을 줘서 그만두는 사건이 방송에 연일 보도되던 때, 마침 우리 아파트에서도 한 주민이 그분께 모욕적인 언사를 했나 보다. 그분의 마음을 달래드리려 간식을 챙겨가서 말을 건넸다. 알고 보니 몇 년 전까지 학교 교장선생님이셨다. 교장으로 있다가 그만두게 되고 할 일을 찾다 경비 일을 하게 되었는데, 마음 상하는 일이 한두 가지가 아니라고 한다. 그분 말씀에 주변의 다른 분들도 다시 한 번 돌아보게 되었다.

우리나라 전체가 탈영실정증에 걸린 적이 있다. IMF 때, 나라 전체가 망해간다 했던 때, 아버지들은 회사에 출근한다며

나가서 공원과 PC방에서 시간을 보내다 집으로 돌아오는 사람들이 많았다. 나의 위엄이 무너지고, 경제적인 상황이 극도로 나빠져 마음의 병까지 가게 만드는 것, 화병 중에서도 그 부분을 한의학에서는 '탈영실정'이라 부른다.

탈영실정에서 빨리 빠져나오려면 회복탄력성을 키워야 한다. 나에게 일어난 일에 대해 현실을 직시하여 받아들이고, 긍정적으로 해석할 수 있어야 한다. 과거에 연연하지 말고 미래에 대해서 계획을 세워야 한다. 원래 궁핍하던 사람은 궁핍한 환경 때문에 질환이나 마음의 병이 생길지언정, 위로 올랐다 떨어지는 심정을 느끼지는 않는다. 사람은 생리적으로 돈과 명예에 끌리는 것이 인지상정이다.

심리학적으로 볼 때 줬다 뺏는 것이 마음에 아주 큰 타격을 준다. 심리실험에서 A그룹의 사람들에게는 백만 원의 보너스를 주고, B그룹의 사람들에게는 2백만 원을 줬다가 하루 뒤 실수라고 하고 백만 원을 다시 달라고 했다. 두 그룹 모두 결과는 똑같이 백만 원이 남았지만, A그룹의 사람들은 행복을 느낀 반면에 B그룹은 오히려 불행감을 느꼈다. 줬다 뺏는 것이 그만큼 마음에는 타격을 준다. 실험이라는 것을 알고도 작은 돈에 상처를 받는데, 실제로 가진 게 있다가 없어지는 것이 크면 클수록 마음에 입는 무게감은 더하다.

자리 역시 마찬가지다. 사람은 누군가가 알아주기를 원하는 심리가 기본적이다. 개인 간에도 알아주는 것이 중요하다. 멋진 옷 한 벌 사 입으면 잘 어울린다, 어디서 샀냐는 말 한마디면 기분이 좋아진다. 사회적인 심리는 그보다 더 강하다. 내가 한 일이 인정받고, 칭찬받고, 포상을 받을 때 인간으로서 가장 큰 보람을 느낀다. 그것이 더해져 명예가 생기고, 위치가 높아지면서 자존감도 높아진다. 한때 잘 나갔다는 자존심은 소중한 것이지만, 자칫 상처로 돌아오지 않도록 경계해야 한다.

한의학에서는 탈영실정병일 때 자율신경과 스트레스를 조절하는 경락과 경혈을 자극하여 치료를 하기도 하고, 화병을 치료하는 약초들을 응용해서 치료하기도 한다. 입맛이 떨어지고 무기력해질 때, 소화기를 안정시키기 위해서 신경성 소화불량에 쓰는 복령, 초두구 등을 쓴다. 마음의 병들은 불면증을 쉽게 부른다. 잠을 잘 잔다면 마음의 병이 그리 깊지 않은 것이라 판단할 정도고, 잠을 못 자다 잘 자게 되는 순간이 마음이 풀리는 때이기도 하다. 불면증에 쓰는 약초들은 참 많다. 그중에 대표적인 것이 산조인이다. 멧대추, 즉, 산에서 나는 대추의 씨앗인데, 이것을 볶아서 차로 내려 마시면 숙면에 상당히 도움이 된다. 대추가 비위를 안정시키고, 장을 든든히 하면서 자율신경을 안정시켜주는데, 장 신경계를 좋게 해주는 원리에 딱 들어

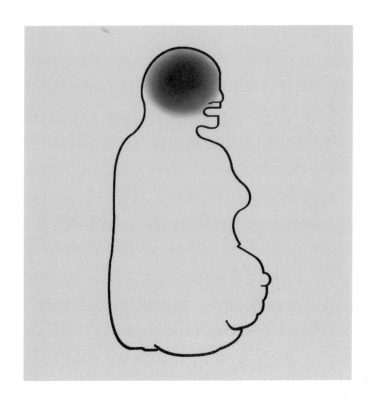

동양의학에서는 정신활동을 하는 주체를 오장육부라 여겼고, 뇌는 그 일을 수행하는 기관으로 생각했다. 정신활동은 기와 정을 재료로 하기 때문에 온몸이 건강해져야 정신도 맑아진다는 논리가 성립된다. 동양에서는 화병이라는 증상으로 설명을 하는데 지위를 뺏겨도, 돈을 잃어도 화병이 생긴다. 신에 있는 개념들은 우울증, 공황장애, 강박, 분노 조절장애, 스트레스성 질환들과 연관이 있어서 신경정신 방면의 치료에서 참고한다.

맞는 약초다. 주의할 것이 있는데, 생으로 쓰면 효과가 없다. 오히려 잠이 깬다고 까지 한다! 반드시 노릇해질 정도나 약간 탄 듯한 느낌이 들 정도까지 로스팅을 해서 차로 내려 마셔야 잠에 도움이 된다.

# 생명체를 생명체답게
# 만드는 힘, 혈

보이지 않는 재료인 정-기-신으로 몸의 기능적 구성을 하면, 보이는 것으로 드러나서 조직적 구성을 이루어야 비로소 생명체답게 작동하게 된다. 정-기-신을 구성요소로 해서 몸의 실체가 드러나도록 하는 것이 '혈'이다. 인체는 '피'라는 형태로 온몸에 정-기-신을 공급하고 순환시킨다. 세포 조직이 손상되었다면 정-기-신 중에서 무엇을 보낼 것인가? 에너지가 모자라 움직일 수도 없다면? 마음에 상처를 입었다면? 염증이 생기면? 생명과 건강에 관련된 일들에서는 특별히 고민할 것 없다. 혈만 공급이 되면 다 해결되기 때문이다. 피가 가서 알아서 처리하고 빠져나와서 세포, 조직 들을 키우고 복구하고 힘을 불어넣어준다. 피가 돌아야 몸의 조직들이 정상적인 활동을 한다.(血爲榮, 혈은 몸 안의 영양분이다) 혈 안에 정도 있고, 기도 있고, 신도 있다. 상처가 나도 혈액만 전달이 되면 기의 작용으로 염증이 없어지고, 정의 작용으로 세포가 복구되며 신의 작용으로 원활하게 조직을 메꾼다. 혈액이 공급 안 되면 기능도 작동하지 못하고, 문제를 복구할 수도 없다. 그러니 사람 건강에서 가장 중요한 것은 결론적으로는 혈액 순환이다. 필요한 조직과 장기에 혈액이 얼마나 잘 공급되느냐가 건강의 관건이다.

혈액 순환이 되려면 일단 혈이 풍부하게 많아야 한다. 재료가 있어야 그다음 기능을 한다. 음식물과 호흡을 통해서 정-기-신이 만들어지지만 우리가 알 수 있는 실제 상황은 혈이 생성되는 것뿐이다. 일단 잘 먹고 깊이 호흡해서 좋은 피를 많이 만들어야 한다. 그러니 먹는 것이 적고 입이 짧은 사람, 비위가 약해서 편식하는 사람들은 건강에서 멀어질 수밖에 없다. 인체의 기본 구성체인 정-기-신-혈이 모두 먹는 것으로부터 출발하기 때문이다. 좋지 않은 음식은 먹지 말 것, 좋은 것을 골고루 챙길 것, 올바른 방식으로 먹을 것, 이 세 가지를 지키는 것이 건강의 기본이다.

정-기-신과 혈과의 문제 그리고 혈 자체의 문제로 인한 모든 증상을 한의학에서는 어혈이라 부른다. 어혈의 세계로 들어가보자.

## 혈 부족증(빈혈)

혈의 문제에 있어서 첫 번째 문제는 혈이 부족한 경우다. 혈 부족증은 보통 빈혈로 알려져 있고, 느껴지는 증상 중에서 가장 많이 알려진 것이 어지러움증이다. 머리가 핑 돌면서 어지러우면 '아, 나 빈혈인가 봐'라고 생각하는 경향이 있다. 때로는 어지러운 증상이 느껴지지 않았는데도 '빈혈'이라는 진단을 받고 어리둥절할 때도 있다. 양방 병원의 빈혈 검사가 한계가 있기 때문인데, 빈혈 검사는 혈액을 뽑은 다음 혈구와 혈장의 비율을 측정하는 것이다. 비율 위주로 측정을 하기 때문에 실질적인 양을 측정하는 데는 모자라게 된다. 혈구는 건더기, 혈장은 국물이라면, 국물에서 건더기의 비율이 맞으면 맛은 있겠지만, 1인분만 있다면 열 명이 먹기에는 턱없이 부족할 것이다. 이를 보완하기 위해서 철분 수치 등을 더 조사하지만 어지러움을 판별하기에도, 혈 부족증을 진단하기에도 철분 하나만으로 알기에는 부족한 것이 너무도 많다. 빈혈이라고 해서 철분제만 먹고 안심해서는 곤란하다. 철분은 철분 결핍성 빈혈일 때만 효과가 있다. 그 외에 빈혈 증상일 때 철분을 복용하면 변비만 생기게 할 뿐이다. 혈 부족증일 때 어지러움 외에 다른 증상은 무엇이 있을까? 우리 몸 모든 곳에서 혈이 쓰이고 있으니 각 부분마다 혈이 부족하면 생기는 증상들이 제각각이니 여러 가지

혈 부족증들을 살펴보자.

먼저, 무엇보다 머리 쪽 증상들이 있다. 우리 몸에서 혈액을 가장 많이 필요로 하는 곳이 두뇌와 소화기다. 두뇌 쪽 혈액 공급이 적어지면 대표적으로 어지러움이 생기고, 아찔한 현기증으로 드러난다. 어지러움이 생기는 원인이 워낙 다양해서 혈 부족만으로 판단할 수는 없지만 혈액을 통해서 산소 공급을 못 받으면 뇌에서 부족함을 표현하는 것이 어지러움이다. 때로는 더 달라고 아우성치게 되는데 이는 통증으로 드러난다. 혈 부족이 있으면 두통이 지끈지끈 생긴다. 뇌 쪽으로 공급이 잘 안 되면 하품을 수시로 하게 되며, 밤에는 불면증상으로 고생한다. 신경이 예민해지고, 건망증이 생기는 건지 의심하면서 기억력 저하를 호소할 수도 있다.

소화기 쪽에서 혈이 부족해지면 소화불량, 가스가 자주 차고, 변비가 된다. 배가 차게 느껴지고, 위염이나 역류성식도염, 장염 같은 염증이 빈번하게 생긴다.

몸에서는 눈 아래나 몸의 여러 근육 부위들이 떨리는 증상이 생기고, 근육에 혈액 공급이 심하게 부족해지면 저릿해지다 결국 쥐가 난다. 한쪽 손이나 발쪽으로 저리면 디스크 같은 신경 증상이지만, 팔 다리 양쪽으로 모두 저리면서 감각장애가 생긴다면 혈 부족 증상도 고려해야 한다.

몸에서 혈이 부족한 것을 나타내는 증상은, 몸의 여러 근육들이 떨리다 부족증이 심해지면 저릿하다 결국 쥐가 난다. 디스크 같은 신경증상일 때도 팔다리가 저리지만, 그때는 대부분 한쪽 위주로 생긴다. 양쪽 팔다리가 저린 느낌이 있다면 혈 부족증을 먼저 의심한다.

　　혈 부족증이 있는 사람들의 근육은 딱딱하다. 어깨를 만져 보면 돌덩이가 들어 있는 듯 딱딱하고, 피부도 부드럽지 못하다. 그러다 보니 조금만 잘못 움직여도 목, 어깨 그리고 등 쪽에 담이 자주 결린다. 근육에 혈액 공급이 잘 안 되면 그 근육은 다른 곳에 혈액을 공급하고 싶어서 다른 근육을 타고 넘어간다. 이러다 보면 근육이 꼬여서 쥐가 심하게 나게 된다.

　　심장에서 혈액이 모자라면 두근두근거리고 답답하다는 생각이 들 때가 있다. 펌프질이 약해지면서 저혈압으로 빠지는 경우도 있다. 심장이 약해지면 불안하고 초조해지기도 한다. 더 약해지면서 통증까지 느끼면 협심증이 아닌가? 하고 의심까지 해봐야 한다. 온몸이 펌프질이 약해지면서 말초혈액 순환 장애가 일어나 손발이 차고, 탈모가 생기고, 성기능이 약해진다. 말초 점막에 혈액 공급이 안 되어 구내염, 비염, 안구 건조증, 피부 건조증이 생긴다. 피부가 창백하고, 손톱과 발톱도 희멀건해진다.

여성들은 생리 때문에 빈혈에 더 많이 노출되는 편이다. 생리양이 많아서 빈혈이 생기는 경우도 참 많다. 생리양이 많으면서 생리전증후군이 심하고, 우울증을 비롯해서 위의 혈허증상들이 생긴다면 빨리 혈을 보충해주는 처방을 받는 것이 좋다. 단순히 혈허증만 치료해주면 되는데 성격이 안 좋거나 스트레스가 심한 것으로 생각해버리는 경우가 있기도 하다. 임신과 출산 과정 역시 혈을 많이 소모해서 여성은 평생 혈 부족을 경계하면서 살아야 한다.

이런 혈 부족증일 경우, 간단히 두 가지 약초만으로 해결할 수 있는 유명한 처방이 있다. 당귀보혈탕이라는 처방인데 기본이 황기 5, 당귀 1의 비율로 되어 있다. 증상과 사람에 따라 더하는 약초들이 많을 수 있지만, 아주 간단한 이 처방만으로도 혈 부족증의 빈혈 상태는 좋아지게 된다. 당귀는 혈을 보충해주는 대표적인 약재다. 여기다 혈을 온몸에 돌릴 수 있게 기를 보충해주는 황기가 함께한다. 혈액 순환을 위해서 기와 혈이 함께 좋아져야 한다는 것을 알 수 있다. 서양에서는 개별 약재에 대해서는 각각의 약리적인 분석이 죄다 이루어졌다. 그래서 현재 영양제처럼 한약 약초들을 처방을 하고 있다. 하지만 아직 한의학을 이해하는 힘이 한국의 수준에는 이르지 못해 여러 가지가 혼합되어 있는 한의학 처방을 분석할 수가 없다. 그러다 보니 이렇게 두 가지만으로도 효과가 나는 처방을 보면 아주 기뻐한다. 중국의 실험논문상으로 Verification of the formulation and efficacy of Danggui Buxue Tang 당귀보혈탕을 서양약리학적으로 분석한 결과, 여성호르몬 에스트로겐이 증가하고, 항혈소판 응집 작용이 좋아지고, 면역조절이 잘되며, 조혈 작용이 높아져서 혈액 순환이 좋아지는 결과가 관찰되었다. 그리고 골다공증이 예방되고, 산화 스트레스에 저항하는 힘이 생기며, 적혈구 글루타치온이 강화되었다 한다. 이 실험에서는 황기와 당귀의 비율을 1:1부터 10:1 정도까지 다양하게 만들어서 분석했다. 다른 여러 비율보다 황기 5 당귀 1의 5:1 비율일 때 유효성분이 가장 많이 나오고 위의 효과들이 극대화되었다. 수천 년 동안 당귀보혈탕을 이런 식으로 처방한 이유가 새삼 놀랍다. 이 책에 소개하는 많은 임상과 케이스와 약초와 경락에 관한 이야기들은 임상 현장의 생생한 이야기도 있고, 현대 과학의 실험과 논문을 통해 알려진 사항들이 상당수라는 것을 참고하며 읽어주길 바란다.

# 말 못할 고민,
# 치질이 생기는 이유

　　정과 혈은 인체 조직의 구성 물질 역할을 한다. 먹고 호흡하는 것이 살이 되고 피가 되며, 그중 정미로운 것이 정으로 쌓인다. 정은 혈과 상호 작용하여 조직에 문제가 생길 때 서로 전환하면서 역할을 담당한다. 그래서 조직상에서 문제가 일어나는 것은 정−혈 관계를 살펴서 치료해야 한다.

　　조직상의 혈 문제에서 두드러지는 것이 출혈이다. 옛날에는 출혈이 일어나는 것이 큰 병이었다. 감염병이나 급성 폐렴으로 인해 토혈(입으로 나오는 출혈)이 생기면 생사와 직결되었다. 전염성으로 인해 장 출혈이 생겨도 속수무책이었다. 다행히 지금은 위생 상태가 좋아져서 감염과 전염성 질환이 상당히 줄어서 치명적인 일은 적어졌다.

하지만 여전히 출혈에 의한 질환들은 있다. 어릴 때 성장기에 몇 번 터지는 코피는 정혈이 부족한 것을 보해서 체력을 키우고 체온 조절을 해주는 보약 위주로 금방 나아지지만, 내상을 입거나 감기로 인해서나 여러 이유로 지혈이 안 될 정도로 피가 날 때가 있다. 이런 경우는 몸 안의 문제를 면밀하게 파악해서 여러 한약재를 세심하게 처방해야 한다.

예나 지금이나 술 마시고 심하게 토하다 피까지 날 때가 있다. 술을 마시거나 위장의 염증으로 인해서 습관적으로 토혈을 하면 아주 안 좋은 증상으로 분류한다. 예전 영양상태가 나쁠 때는 잇몸 출혈도 많았고, 특히 비타민C 부족으로 생기는 괴혈병으로 목숨까지 잃기도 했다. 요즘은 영양상태, 즉 정-혈이 잘 보충되어서 이런 경우는 찾아보기가 힘들 정도다. 그 외에 상부 출혈로 만성기침으로 인한 객혈 증상도 있다. 이렇듯 얼굴 쪽 출혈의 대부분은 정-혈, 즉 근본 에너지 부족이 만성질환이 되어 허열이 생기고 그것이 위로 올라가 나타나는 증상이다.

정-혈 부족으로 인해 생기는 대표적인 출혈이 장 출혈로 대표되는 치질이다. 치질 증상은 몸에 기운이 계속 소모되어 정을 많이 써버렸을 때, 즉, 근본적인 에너지가 고갈되어 장에 염증이 쌓여서 생긴다. 동의보감에 따르면 여러 가지 치질은 지나치게 성생활을 하거나 술을 많이 마시거나 오랫동안 단것, 기름진 음식을 즐겨 먹거나, 술에 취해 배불리 먹은 상태로 성생활을 해서 생긴 것인데, 혈맥이 모두 상하면 장 출혈이 생기고, 아래로 몰려서 항문 둘레가 헐면 치질이 된다(痔病治法, 치질일 때 치료하는 법)고 했다.

현대인들은 자주 밤을 새우고, 앉아서 하는 활동에 비해 상대적으로 움직이지 않아서 장도 약해지고, 소화불량이 생기면서 장 쪽에 혈액 순환이 안 되어 염증이 겹치다 보면 출혈도 생기고, 조직 변형도 생기고, 바깥으로 장이 흘러나오기도 하는 것이다.

장이 빠져나오는 탈항은 정을 관장하는 신이 약해서 생기며 기운이 아래로 처져서 생긴다.(脫肛, 탈항) 기운이 약해져 아래쪽에 열이 몰리고, 열로 인해서 혈이 상하며, 혈이 막히면 기가 잘 돌지 못해서 대장이 아래로 내려 처져 아프면서 치질이 된다.(痔病治法, 치질일 때 치료하는 법) 치질과 치루 모두 염증으로 인해서 혈이 열을 받아 생기므로, 혈의 열을 식히는 양혈법을 치료법으로 한다.(痔漏, 치루)

치질의 정도는 보통 4단계로 정리한다. 1단계는 치핵이 항문 안에만 있고 가끔 출혈이 생기는 경우, 2단계는 배변 때 치핵이 항문 밖으로 나올 때가 있지만 다시 저절로 들어가는 경우, 3단계는 배변 시 나온 치핵이 저절로 들어가지 않아 손가락으로 넣어야 하는 경우, 마지막 4단계는 치핵이 항상 바깥으로 빠져나오고 손으로 넣어도 안 들어가지며 출혈도 빈번한 경우다. 수술의 힘을 빌리는 것은 4단계일 때 고려해볼 일이고, 1~3단계 사이일 때는 한약 처치만으로도 상당히 개선될 수 있다.

치루가 생겨서 장 속 고름이 빠져나오거나 출혈이 많이 발생하는 경우는 치질보다 한 단계 더 정-혈이 고갈된 것이다. 조금 더 장기간의 치료가 필요하면서 치료약도 한 단계 더 강한 처방을 쓴다.

면역 조절이 안 되어 나의 면역이 도리어 나를 공격하는 자가면역질환에 의해 장 속 점막 전체에 염증이 생겨 곪고 출혈이 극심해지는 궤양성대장염, 크론병 등은, 정-혈 관계가 극심하게 나빠진 것이다. 이때는 삶의 질이 어마어마하게 낮아진다. 변을 볼 때마다 변기 전체에 새빨간 피가 고여 있는 것을 보면 절망에 빠지고, 계속되는 출혈에 빈혈은 물론 혈 부족 증상들이 모두 나타나며, 미열이 계속되고 머리도 맑지 못하다. 정-혈을 아주 강하게 보하면서 식습관을 포함해 수면, 운동, 스트레스 등 생활습관 전반을 주도면밀하게 관찰하여 세심한 치료가 필요하다. 궤양성대장염으로 치료 받던 환자분이 한약 치료 도중에 드디어 예쁜 변을 봤다며 사진을 찍어서 보내줄 정도였으니, 그 마음이 오죽하겠는가. 면역이 이 정도로 나빠지지 않도록 정-혈이 부족해지기 전에 채워야 하겠다.

정-혈을 동시에 좋게 해주는 대표적인 약초로는 산약, 즉 마를 권하고 싶다. 마는 산에서 나는 장어라는 별명이 있을 정도로 체력을 보하는 데 탁월하다. 산약을 갈아보면 끈적한 성분이 잔뜩 나오는데, 이 뮤신 성분이 위장을 편하게 해서 소화도 잘 시키고, 아미노산 같은 흡수되기 쉬운 영양소들이 많아 체력도 좋아지게 하며 정을 채워 스테미너도 좋게 해주다. 게다가 장에 윤기를 더해 배변활동도 좋게 하는 효능도 있다.

세종대왕은 당뇨와 강직성척추염, 안질환 등 숱한 질병과 자가면역질환을 앓은 인물이다. 역사에 길이 빛나는 숱한 작업 뒤에서 정혈을 고갈시킬 정도로 에너지를 소모했기 때문일 것이다. 물론, 운동을 너무나 싫어하고, 고기가 없으면 밥을 먹지 않을 정도로 반찬투정이 심한 습관 때문이기도 하겠는데, 이런 세종의 정혈을 보하기 위해서 '구선왕도고九仙王道糕'라는 특별한 떡을 처방한 기록이 조선왕조실록에 등장한다. '아홉 가지 재료로 만든 왕이 먹는 떡'이라는 뜻인데, 그중에 산약이 들어 있다. 세종에게 당뇨를 막기 위한 식이요법으로 처방한 약선요리다. 체력이 떨어질 때 마처럼 맛도 있고, 구하기 쉽고, 약효도 있는 약초로 약선요리를 만들어보는 것이 좋겠다. 마의 여

러 성분들은 날것으로 먹는 것이 좋으니, 썰어서 먹고, 갈아도
먹고, 김에 싸 먹고, 따끈한 밥 위에 올려 간장 살짝 뿌려 먹어
보자.

# 손발이 저리고 피가 안 통하는
# 느낌이 들 때

　동의보감에서는 기와 혈의 관계를 설명하면서, 기를 바람으로 혈을 물로 비유해놓았다. 기는 혈을 통솔하여 기가 돌아가면 혈도 따라 돌고, 기가 멈추면 혈도 멎는다. 기가 더워지면 혈이 잘 돌고, 기가 차면 혈이 잘 돌지 못한다. 기가 혈을 통솔하는 관계이기 때문에 기에 병이 들었을 때는 혈을 고려하지 않을 경우가 있지만, 병이 혈에서 생겼을 때는 기를 고르게 하면 낫는다.(血爲氣配, 혈과 기는 짝이 되어 다닌다)

　기가 큰 파이프가 되어 곳곳에 수로를 놓으면 혈은 그곳을 타고 흘러가 조직마다 영양소와 산소를 공급한다. 기의 파이프가 손끝 발끝까지 잘 전달되려면 아주 촘촘해야 한다. 몸통에서는 기가 흐르는 통로도 큼직큼직하다. 따라서 혈관도 큼직하

고 잘 흐른다. 손끝, 발끝, 성기, 피부, 특히 두피 쪽은 모세혈관
들이 정말 가느다랗고 촘촘하게 연결되어 있다. 이 모세혈관들
이 꼬이고 끊기면 혈도 도달하지 못한다. 실제로 배율이 높은
현미경으로 손끝과 피부의 모세혈관 상태를 직접 관찰할 수 있
는데, 손끝에 특수 약물을 바르고 현미경을 손톱 위에 대서 그
아래에 흘러 다니는 모세혈관 모양을 본다. 건강한 사람은 이
모세혈관이 깨끗하고 피가 흐르는 흐름도 원활한 반면, 말초혈
액 순환 장애가 있어서 손발이 차거나 염증이 많은 사람들은
모세혈관 개수도 적고, 꼬여 있는 것도 많으며, 끊겨 있는 경우
도 있다. 피가 흐르는 것도 스르륵 흐르는 것이 아니라 끊겨 있
는 주변은 턱턱 막히고, 전체적인 흐름이 정체되었다 흘렀다
해서 일정치가 못하다. 이런 말초혈액 순환이 기-혈 관계를 잘
보여주는 예시이겠다.

　　혈 부족 증상 치료법으로 당귀보혈탕(p.103 참조. 당귀보혈탕의 두
재료는 황기와 당귀다. 황기는 기를 보충하는 대표적인 약재고, 당귀는 혈을 보충한다.
혈 부족증을 치료하는 데 있어서 기를 보하는 약이 더 많이 들어가는 이유가 흥미롭다)
을 설명하며 황기와 당귀 간의 관계를 설명했듯이, 혈의 문제
에 있어서 기의 존재는 막중하다. 단순히 혈만 있다고 해서 치
료가 되는 것이 아니다. 혈이 모자란 혈 부족증, 혈이 정체된 말
초혈액 순환 장애, 혈관벽이 얇아지는 현상, 고혈압과 저혈압,

혈이 변질된 고지혈증 같은 각종 혈 질환들, 혈액 검사상 나타나는 모든 수치 이상들은 기를 도와주는 치료가 전제가 되어야 한다.

말초혈액 순환장애가 일어나면 신경 증상도 동반되어 손발이 저리고, 피가 안 통하는 느낌을 받는 것이 기본이다. 그래서 손발이 차다든지, 양손이 저릿하다는 표현을 한다. 피부가 감각이 안 좋거나 피부가 건조해서 가렵고, 두피에 비듬이 많이 생기면서 시력이 떨어지는 등, 간단한 말초혈액 순환 장애는 이 정도에서 느끼지만, 심해지면 심각한 증상들로 발전할 수 있다. 뇌 쪽으로 혈관 공급에 문제가 생겨 발생하는 치명적인 혈관장애가 뇌졸중이다. 그 전 단계로 혈압이 조절 안 되고, 심장에 이상이 생기며, 경동맥상에 찌꺼기가 쌓인 것을 관찰할 수 있으니 미리 예방할 기회가 있다. 말초순환이 더 발전하면 다리 정맥이 튀어 나오는 정맥류도 생기고, 보행할 때 장애가 생기면서 두통, 어지러움 등 머리 쪽 증상들을 호소한다. 당뇨처럼 피가 끈적해지는 현상으로 인해서 혈관이 막히면 조직이 괴사되어 썩기도 한다.

기와 혈을 도와 말초혈액 순환을 도와주는 대표적인 약초는 은행잎이다. 너무나 많이 알려지고 연구가 되면서 한약재로뿐만 아니라 양의학계에서도 상당히 많이 처방하고 있다. 특히 은행잎이 뇌혈관 순환에 도움이 되는 것을 증명한 연구는 상당하다.

은행이 뇌로 가는 혈액 순환을 돕는다면, 손발로 가는 혈액 순환은 산사로 도와줄 수 있다. 산사는 콜레스테롤을 없애주는 것으로 유명한 약초라서 내장 비만을 해결하고 싶은 사람들은 꼭 기억해야 한다. 산이나 공원에 마치 아주 작은 사과처럼 생긴 열매가 달린 나무를 종종 볼 수 있는데, 5월이 되면 하얀 꽃이 아주 예쁘게 핀다. 이 꽃의 이름이 메이플라워다. 중국에서는 산사 열매를 여러 개 꼬치에 끼워 설탕물을 뿌려 간식으로 먹기도 한다. 내장비만을 없애는 열매에 설탕물이라니 아이러니하지만, 우리나라는 한 술 더 뜬다. 산사로 술을 만들어 판매를 하고 있다. 산사춘이라는 술은 지금도 마트 매장에서 발견할 수 있다. 이 술을 마시면 내장지방이 더 생길까 없어질까? 어쨌든 산사 역시 서양 의학계에서 상당히 주목하고 있는 성분이다. 심장을 강화한다든지, 혈압을 조절하고, 동맥경화를 해결하는 쪽으로 쓰고, 산사 추출물을 고농도로 써서 고혈압약 중 특정 약재와 거의 같은 효과를 보는 것을 실험으로 밝히기도 했다. 앞으로 전 세계 의학은 한의학에서 바라보는 인체관을 통해 천연적이고 자연적인 치료법들로 한 걸음 더 발전할 것이다.

# 정신작용이 혈액 순환에 영향을 미치다, 화병

혈의 병은 대부분 열 받아서 생긴다. 동의보감에 이 부분에 관한 조문이 있다. "마음이 상하면 열이 발생하는데 열이 심해지면 혈을 손상시킨다."(熱能傷血, 열은 혈을 상하게 한다)「내경」에 이르기를, 모든 혈은 다 심에 속한다. 몹시 성을 내면 기가 막히고 피가 위쪽으로 몰리기 때문에 피를 토하며 기절하기도 한다. [⋯] 화가 나는 것을 잘 참아서 혈액 순환 장애를 방지하라. [⋯] 여러 감정이 모두 피의 순환을 방해하고 화가 나면 피가 나오면서 열이 난다"와 같은 설명이 있는 것처럼, 마음, 심리, 정신적인 부분이 혈에 영향을 미치는 것이 상당하다. 마음에 병이 생기면 오장육부 각각에서 처리하는 면도 있지만 결국은 심장으로 가서 마무리된다. 심은 마음의 주관자요, 신이 깃들어 있는 가장 핵심적인 장부다. 기뻐도 슬퍼도 우리의 감정은 심장 주변에서 반응이 온다. 우리 감정을 희, 노, 우, 사, 비, 경, 공, 일곱 가지 감정으로 분류해본다면, 이중에서 기쁘다는 감정 외에는 모두 부정적인 감정이다. 이처럼, 산다는 일은 안 좋은 마음 상태가 더 많다는 것을 받아들이고 살아야 하는 것인지도 모른다. 어쨌든, 부정적인 감정이 오래되어 켜켜이 쌓여 가슴에 묻어뒀을 때 생기는 증상들을 우리나라에서는 화병이라고 부른다.

화병이 생겨 혈을 열 받게 하면 결론적으로 심장 쪽에 문제가 일어난다. 스트레스나 분노는 간을 상하게 하고 장에 영향을 미치지만, 마지막으로는 심장에 차곡차곡 쌓인다. 슬픔은 폐를 상하게 하다 마찬가지로 심장을 상하게 한다. 화병이 생기면 명치 주변의 가슴이 답답하고, 울렁거리며, 때로 통증이 나타나며, 온몸에 원인을 알 수 없는 여러 가지 질환들을 유발한다. 협심증 외에 자율신경 실조증, 자가면역질환, 근막통증 증후군 등으로 나타나는 질환들이 화병과 연관이 있다.

화병은 심장 주변의 경락에 변화를 일으킨다. 가장 두드러지는 곳은 전중이라는 혈자리다. 가슴뼈 정중앙에서 조금 아래에 있는 혈자리인데, 심하게 열 받으면 가슴을 쾅쾅 두드리게되는 자리다. 이곳을 포함해서 가슴뼈 전체 경락이 굳으면서 겨드랑이 주변까지 영향을 미친다. 그래서 가슴뼈 주변, 양쪽 가슴 바깥쪽, 겨드랑이 아래쪽까지 좁쌀만 하게 굳어 들어가게 된다. 가슴 중앙 아랫부분을 손으로 눌렀을 때 자지러지게 아픈 분들은, 그쪽 경락이 많이 굳었구나, 내가 스트레스가 많았나 보다 하고 생각해봐야겠다.

여성의 유방 통증을 비롯해서 유방암 같은 질환도 스트레스로 인해 혈액 순환이 잘 안 되는 것이 영향을 미친 것이다. 동의보감의 유방에 관한 조문에 유방암에 관한 글이 있는데, "여성이 근심걱정이 많고, 성내고, 억울한 일이 오랫동안 쌓이고 쌓이면 비의 기가 약해지고, 간의 기가 뻗쳐서 유방 속에 자기도 모르게 바둑돌과 같은 멍울이 생긴다. 이것은 증상이 없다가 10년 정도가 지난 뒤에라야 곪기도 하고 푹 꺼지기도 한다. 이것이 유방암이다. 병 초기에 그 원인을 사라지게 하고 마음을 맑게 하고 정신을 안정되게 하여 치료하면 나을 수 있다" (結核久成妬巖, 젖멍울이 오래되면 유방암이 되기도 한다)고 했다. 화병으로 인한 가슴 통증을 만만하게 보고 그냥 두면 안 되는 것이라고 경계하고 있다.

이렇게 굳은 경락들은 실제로 가슴의 통증을 유발한다. 답답함과 울렁거림, 가슴 통증, 이 세 가지가 협심증의 대표적인 증상이다. 협심증 증상이 진행되면 가슴이 조여 들어가고 심한 통증에 저절로 가슴을 움켜쥐게 되며, 등까지 통증이 뻗친다. 협심증 증상을 방치하면 심장 주변 근육이 나빠지고, 혈관이 약해진다. 심근경색의 가장 큰 유발 원인이 협심증이기 때문에 이는 곧 목숨과 이어질 수 있는 문제다.

물론, 협심증 같은 증상들이 모두 화병이나 스트레스만으로 유발되는 것은 아니다. 평소의 생활습관으로 인해서 생기는 심혈 관계 문제들이 모두 협심증과 연관이 있다. 특히, 지나친 육식, 당분 섭취로 유발되는 고지혈증, 혈압 관리와 혈당 관리가 소홀하게 되면 혈관이 약해져서 협심증을 유발할 수 있다. 심장은 아주 튼튼한 근육이라서 운동을 안 하면 약해질 수밖에 없다. 숨이 찰 만큼의 운동을 정기적으로 해줘야 심장 근육이 강화될 수 있다. 살이 쪄도, 음주를 많이 해도, 담배를 태워도 혈관은 약해진다. 혈압약, 고지혈증약, 혈당강화제를 먹기 전에 식습관, 운동, 수면상태, 스트레스 관리를 해서 근본적인 원인부터 해결해보려 하자. 그것이 부족할 때는 천연 약초가 1차 대안이 될 수 있다. 수많은 약초들이 심장을 좋게 해주는데 그중에서 심장을 돕는 최고의 약초, 단삼을 소개한다.

**단삼**

단삼은 동의보감에 "성질은 약간 차고, 맛이 쓰며 독이 없다. 다리가 약하면서 저리고 아픈 것과 팔다리를 쓰지 못하는 것을 치료한다. 또는 고름을 빨아내고 아픈 것을 멎게 하며, 살찌게 하고 오래된 어혈을 헤치며 새로운 피를 보하여주고 태아를 안정시키며, 죽은 태아를 나오게 한다. 월경을 고르게 하고 하혈과 냉을 멎게 한다"라고 효능을 설명했다. 특히 최근에는 혈관 질환에 도움이 되며 특히 심장 질환 치료에 효과가 있다는 여러 실험결과와 논문이 나와 폭발적으로 쓰이기 시작했다. 한국과 중국을 비롯해 단삼을 주성분으로 하여 만든 약으로 협심증을 비롯한 가슴 통증, 두근거림 등의 치료에 상당히 많이 처방하고 있다.

지인의 땅을 빌려 15가지가량의 약초를 직접 길러 봤는데 여러 약초 중에서 가장 큰 수확을 올린 것이 단삼이다. 여름에 올라오는 보라색의 단삼 꽃도 참 예뻤지만, 다른 약초들에 비해서 생명력도 굉장히 좋은 것 같다. 농사를 지을 당시 첫해는 무지막지한 가뭄과 작열하는 더위로 전국에 농토가 몸살을 앓던 때였다. 그 더위에 약초들의 반이 말라 비틀어져갈 때 단삼만큼은 위풍당당하게 꽃을 피우고 잎이 무성했다.

약초의 약효를 설명하는 단어 중에 하나가 항산화 효과다. 외부의 거친 자극을 이겨내고 만들어낸 물질이 항산화제다. 식물 속의 항산화 효과를 사람에게 적용해서 건강하게 만드는 최고의 학문이 한의학이다. 식물 속에 내재된 자연적인 치유력이 높아지려면 이렇게 척박한 환경에서도 잘 자란 것이 효과가 더 크다.

늦가을 수확할 때가 와 땅을 파면서, 비로소 회심의 미소를 지었다. 약초들 구경을 하러 온 지인들을 불러서 단삼을 캐면서 뿌리를 보여줬다. "자, 이게 단삼입니다. 뿌리가 어떻게 생겼나요? 아주 빠알간 뿌리가 사방으로 뻗쳐 나가고 있죠? 이 붉디붉은 뿌리 덕분에 붉을 단丹이라는 이름이 붙었구요, 약효가 뛰어난 약초들에 삼蔘이라는 글자를 붙여요. 인삼도 너무 효과가 좋아 삼 자가 붙은 약초지요. 지금 제 손에 들고 있는 단삼에 빨간 뿌리가 사방으로 뻗은 게 무엇처럼 보입니까? 마치 심장에서 온몸으로 퍼지고 있는 혈관처럼 보이지 않나요? 그래서인지 단삼은 심혈관계 계통에 정말이지 효과가 탁월합니다." 모이신 분들 역시 처음 보는 붉은 뿌리에 감탄을 하고 사진을 찍으며 신기해한 기억이 난다. 이렇게 수확한 단삼은 깨끗하게 씻어서 말린 다음 적절하게 나누어 차로 마시는 것도 참 좋다.

이런 약초들을 먹기 위해서 심장 질환이 올 때까지 기다릴 필요는 없다. 우리 혈관은 잠시 쉴 틈도 없이 일을 하고 돌아다녀야 하며, 언제나 무언가 찌꺼기가 끼어들 가능성이 높기 때문이다. 찌꺼기 중에 하나가 콜레스테롤이다. 단삼은 콜레스테롤 제거에도 좋다. 혈액을 깨끗하게 해주고 혈관 탄력성을 높여준다. 말초혈액 순환도 좋게 한다. 말초는 끝부분이다. 손발이 찬 분에게도 좋아서 따뜻하게 만들어주는 길을 열어주는 약초다. '말초를 자극하는 선정적인'이라는 문구에서 보듯이 성기능도 말초혈액 순환이 꼭 필요한 부분이다. 특히 남성의 말초는 혈액 유입량이 어마어마하게 몰려야 한다. 근육의 끝까지 혈액을 몰아가도록 만들어준다. 여성은 자궁의 상태를 보고서 말초혈액 순환을 파악할 수 있다. 여성의 자궁 질환에도 정말 많이 도움이 된다. 물혹, 근종, 자궁내막증 등 자궁 쪽 불안한 질환들은 모두 자궁 내로 혈액 유입이 잘 안 되어서 생긴 것이다.

피부도 말초다. 몸 안쪽이 중앙이라면, 피부는 바깥쪽 끝이다. 피부 쪽 모세혈관이 잘 순환되어야 피부결이 맑아지고 발그레하게 생명력이 돈다. 피부 질환이 있거나 건조증으로 거칠거나 해도 도움이 된다. 두피야말로 말초혈액 순환이 필요한 곳이다. 가뜩이나 피가 위로 올라가기 힘든 데다 말초혈관이 막히면 두피가 건조해져서 탈모가 생긴다. 나이가 들어서 생기는 탈모 증상에 정말 도움이 되는 약초다. 임신 때는 태아를 안정시키고 산후에는 산모에게 도움을 주는 약초다. 동의보감에서 설명하듯이 유산 후 조리나, 산후 조리에 딱 들어맞는 약재다. 이런 증상들이 모두 혈액 순환과 연관이 있다.

이렇듯 우리 몸 전체에 혈액 순환이 너무나 중요한 만큼, 심장 질환뿐만 아니라 혈관과 연관된 모든 질환에 응용할 수 있는 약초가 단삼이다. 그중에서 가장 크고 중요한 혈관이 심장이니 심장을 보호하는 데 탁월해서 그 방면으로 잘 알려졌다.

잘 말린 약초를 예방을 위해 차로 마실 때는 한 번에 4~8그램 정도면 충분하다. 맛을 위해서 대추와 생강을 곁들이면 좋겠다. 질환이 있는 분들은 한의사의 조언을 얻어 처방 받기를 권한다. 치료를 위해 임의로 많은 양을 사용하면 위험할 수도 있기 때문이다. 한의사들은 이런 약초들을 잘 배합하고 적절히 처방하여 그 사람 몸에 맞도록 처방한다. 심장을 위한 약초들은 이 외에도 많고, 모두 정말 효과가 좋다.

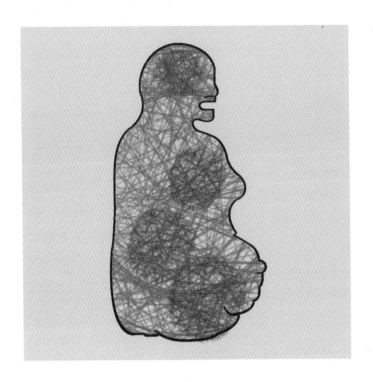

심장에서 뿜어내는 피가 온몸을 순환해서 말초 구석구석까지 가야 건강해진다. 피는 부족하면 빈혈로 바로 드러난다. 이럴 때 당귀보혈탕이라는 명처방이 참 좋다. 혈은 정, 기, 신과 모두 관계를 가진다. 정혈이 소모되면 몸의 근본적인 에너지가 모자라게 된다. 내부 기운이 모자라면 장에 문제를 일으켜 치질까지 일으킨다. 기와 혈은 떼려야 뗄 수 없는 관계다. 이 둘은 항상 같이 움직인다. 혈액 순환이 안 된다는 건 모두 이 둘 간의 문제다. 뇌 쪽 혈액 순환을 돕는 은행잎과 혈관을 깨끗하게 해서 말초혈액 순환을 돕는 것으로 산사를 예를 들고 싶다. 신경 쓰고 초조하면 정신적인 문제 때문에 혈에 병을 일으킨다. 여자들은 화병 때문에 혈액 순환 문제가 일어나 유방 질환이 생기기도 하고, 많은 사람들이 스트레스로 가슴 통증을 호소한다. 그러나 걱정 마시라. 협심증에 아주 좋은 단삼 같은 약초가 있으니.

2부

【 여섯 가지 기운

내 몸을 둘러싼 】

1부에서는 몸 안쪽을 구성하는 근본적인 물질인 정, 기, 신과 혈에 대해서 쭉 살펴보았다. 이들은 몸을 구성하면서 상호교류하여 각 기관들의 기능을 정상적으로 작동하게 만든다. 정, 기, 신과 혈은 소모되기가 쉬우니 항상 채워줘야 하는 특징이 있다. 이들이 몸에서 부족한 증상을 현대에 들어 면역이 잘못되었다. 혹은 면역력이 떨어졌다고 설명한다.

이제 2부에서는 몸 바깥쪽에서 우리 몸을 공격하는 여섯 가지 기운에 대해서 살펴보려 한다. 이들은 다양한 형태와 모습으로 찾아와 우리 몸을 괴롭힌다. 여섯 기운이 몸속에 들어오면 정, 기, 신, 혈, 즉, 면역을 무너뜨리려 하는 독소로 작용한다. 몸속 독소 역시 이들 여섯 가지의 형태로 온몸에서 작용한다.

우리가 질병에 걸리고 노화되는 것은 정, 기, 신, 혈이 모자라고, 여섯 가지 기운들이 몸에 영향을 미쳐 안쪽에서 독소를 만들기 때문이다. 이번 장에서는 여섯 독소들을 해독하는 방법을 중심으로 생각해보며 몸을 이해하는 시간을 갖기 바란다.

# 인체는
# 곧 소우주

    동양에서는 인체를 바라볼 때 자연을 대우주, 인체는 소우주라는 개념으로 접근했다. 대우주인 자연계의 현상이 소우주인 인간의 모습 속에 축약되어 있다는 뜻이다. 서양의 의학관은 기본적으로 자연은 자연이고, 사람은 사람이라고 나뉘어 있다 생각했다. 인체를 세포들의 집합으로 여기며, 각 기관들을 독자적으로만 생각하다 보니 연결된 유기체의 개념은 빈약한 편이다. 동양의 인체관은 사람과 우주가 일치한다고 여기니 '인간은 완벽한 존재다'라는 자존감의 발로로 볼 수도 있겠다. 또, 우주지연이 순환하여 서로 영향을 미치듯, 인체 각 기관들도 유기적으로 서로 영향을 미치는 것으로 이해했다. 어떤 면에서 인간이 소우주라고까지 하는지 닮은꼴에서도 찾을 수 있다. 동의보감에서 첫 조문으로 등장하는 명의 손사막의 말을 통해서 한번 살펴보자. 허준은 책을 편찬하면서 책의 차례에 어마어마하게 공을 들였는데, 가장 처음에 이 말을 쓴 것은 그만큼 큰 의미가 있어서일 것이다.

"손진인(손사막)이 말하기를, 만물이 생존하는 하늘과 땅 사이에서 사람이 가장 고귀한 존재다. 머리는 둥글어 하늘을 본받고, 발은 모가 나 땅을 본받았다. 하늘에서 사시(사계절)가 있듯이 사람에게는 사지(팔다리)가 있고, 하늘에 오행(다섯 가지 기운)이 있듯이 사람에게는 오장이 있으며, 하늘에 육극(천지와 사방, 즉 상하전후좌우)이 있듯이 사람에게는 육부가 있다. 하늘에 팔풍(모든 곳에서 불어오는 바람)이 있듯이 사람에게는 팔절(팔꿈치, 어깨, 무릎, 고관절의 여덟 관절)이 있다. 하늘에 구성(아홉 가지 중요한 별)이 있듯이 사람에게는 구규(귀, 눈, 입, 코, 항문, 성기 등의 아홉 군데 구멍)가 있고, 하늘에 십이시(옛적에는 하루를 열두 시간으로 나누어 생활)가 있듯이 사람에게는 십이경맥이 있으며, 하늘에 이십사기(이십사 절기)가 있듯이 사람에게는 이십사수(등에 있는 스물네 가지 주요한 혈자리)가 있고, 하늘에 일 년 삼백육십오 일이 있듯이 사람에게는 삼백육십오(혈자리) 혈이 있다. 하늘에 일월(해와 달)이 있듯이 사람에게는 눈이 있고, 하늘에 주야(밤낮)가 있듯이 사람에게는 자고 깨어 활동하는 것이 있으며, 하늘에 우레와 번개가 있듯이 사람에게는 기쁨과 분노의 감정이 있고, 하늘에 비와 이슬이 있듯이 사람에게는 콧물과 눈물이 있으며, 하늘에 음과 양이 있듯이 사람에게는 차고 뜨거움이 있다. 땅에 샘물이 있듯이 사람에게는 혈맥이 있고, 땅에 초목(풀과 나무)이 있듯이 사람에게는 모발이 있으며, 땅에 금석(쇠붙이 종류)이 있듯이 사람에게는 치아가 있다."(身形藏府圖)

형태는 기운을 반영하여 그 형태만의 기운의 흐름을 만들어낸다. 둥근 형태는 흐름이 완만하고 뾰족한 곳은 기운이 충돌하게 된다. 뜨거운 기운은 빠르고, 차가운 기운은 느리다. 우주의 형태가 인체에 반영이 되었다면, 인체에서 흐르는 기운의 흐름 역시 우주에서 나타나는 기운의 변화와 유사한 형태가 될 것이다. 머리가 둥글어서 하늘을 본받고 발은 모가 나서 땅을 본받는다는 건, 형태가 비슷하다는 이유도 있지만, 실제로는 나타나는 기운을 일컫는 말이다. 머리 쪽은 기운 흐름이 완만하고 편안해야 하니 둥근 기운이 흐르고, 발 쪽은 온몸을 단 두 발로 지탱해야 하니 안정된 네모난 느낌의 기운이 지배를 해야 건강하다.

우주-자연계에서의 기운의 흐름이라고 하니 뭔가 거창한

게 있을까 싶지만, 비 오고 바람 불고 태풍 치고, 햇빛 내려쬐며 눈 내리는 것이 바로 그것이다. 이런 기운의 흐름들이 인체에서도 일어나고, 이 기운들이 흐르면서 오장육부 및 상하전후 좌우에서 기운 차이를 만든다. 그 기운 차이가 만들어내는 흐름이 자연스러우면 건강하고, 조화가 깨지면 질병을 일으킨다. 동양에서는 이런 자연계 기운의 종류를 여섯 가지, 풍, 한, 서(열), 습, 조, 화로 구분했다. 이들은 각각 뜨거움과 차가움(한열, 온도), 축축함과 건조함(조습, 습도), 움직임이 빠르고 느림(풍화, 강풍 약풍, 풍속도)를 뜻한다. 이 기운들은 몸의 바깥에서 영향을 미치고, 몸 안에서는 인체 내부의 환경을 만든다. 세찬 바람이 오한을 일으켜 감기를 만들고, 습한 기운은 몸을 힘들게 한다. 뜨거운 열은 일사병에 걸리게 하여 어지럽게 만들고 건조함은 피부부터 몸 안쪽까지 진액을 바짝바짝 말린다. 외부에서의 기후 변화나 온도의 변화가 건강에 미치는 영향은 매우 크고 직접적이다.

이런 기운의 흐름이 몸 안에서도 생겨 내부의 환경을 만든다. 동양 의학은 외부의 기운뿐만 아니라 내부의 기운을 해석하는 데 큰 노력을 기울인다. 내부의 기운 흐름은 몸을 잘 관찰해야 알 수 있다. 현대인들이 겪는 질병 중 만성적인 질환에 해당하는 대부분의 병이 내부 기운의 불균형에서부터 온다. 몸 안에서의 균형과 조화가 맞는지에 따라 건강상태가 변한다. 바깥의 봄볕처럼 몸 안의 기운이 따사롭게 들고 바람이 살랑살랑 부는 것, 졸음이 솔솔 오는 느낌을 몸으로 느낀다면 건강한 상태다. 반면에 태풍 몰아치는 속에 천둥, 번개가 내리 꽂혀 두렵고 으스스하며 움츠러들게 마련인 기운이 몸에 깃들면 질병이 있는 상태다.

여섯 가지 기운의 이름이 내외부에서 나타나는 것이 동일하지만, 그렇다고 해서 외부의 기운이 그대로 내부의 독소가 되는 것은 아니다. 다시 말해서, 찬 기운이 들어왔다고 해서 몸 안에서도 차다는 뜻이 아니다. 찬 기운이 들어오면 내부에서는 이겨내기 위해서 열이 날 수도 있고, 찬 기운 때문에 아랫부분이 습해질 수도 있고, 각 기관들이 얼어붙을 수도 있다. 과식을 하면 내부에서 지방 때문에 습해질 수도 있고, 혈액 순환이 안되어 차가워질 수도 있다. 외부 기운과 내부 기운의 성질이 같다 보니 그에 대한 이야기가 혼재되어 있다. 이 여섯 가지 기운이 몸 안에서 어떤 모습으로 나타나서 우리 몸에 어떤 영향을 미치는지 살펴보자.

# 열 조절이 안 되어 생기는 것들

몸에서 열이 난다면 안 좋다는 느낌을 받게 될지 모르겠다. 그런데 근본적인 열의 실체인 화는 매우 중요한 기운이다. 화의 기운으로 생기는 열이야말로 우리 몸 에너지의 근본이요, 생명 작용의 근원이기 때문에 매우 잘 관리해야 한다. 자연계의 생명 작용도 하늘의 태양에 의한 열 에너지가 근원이다. 이에 의해 공기와 물이 조화롭게 작용해서 온갖 생명 작용이 일어나게 된다. 사람 몸에서 태양에 해당하는 기운이 화다. 모든 세포들의 에너지를 공급하여 모든 기운이 일어나는 근원적인 작용을 하는 것이 화의 기운이다. 화의 기운이 속한 장부가 오장에서는 심이고, 육부에서는 소장이다. 이 두 장기는 뜨거워서 열이 펄펄 끓는다. 오장육부 중에서 암에 안 걸리는 두 군데가 바로 심장과 소장이다. 폐암, 간암, 대장암… 다 있는데 심장암과 소장암은 없다. 암세포조차 살지 못하는 뜨거운 기운이 서린 곳이 바로 심장, 소장이다. 우리 몸에서 이 뜨거운 곳의 에너지를 받아 열기를 온몸에 전달하고 각 기관마다 작동을 일으키는 장부가 한 군데 더 있다. 이 장부는 너무너무 중요하다! 이 장부는 실체가 없어서 보이지는 않지만 한의학에서는 매우 중요한 개념이고, 치료하는 사람이 이 장부들을 잘 조절하여 근원적인 에너지인 열을 얼마나 잘 조절하느냐에 따라 고수와 하수로 갈리기도 한다. 그곳이 어디일까? 아마 한 번도 들어보지 못했을 수도 있다.

　보통 오장육부라는 말을 많이 쓴다. 그런데 오장육부를 구성하는 것에 무엇무엇이 있냐고 물으면, 오장으로 간, 심, 비, 폐, 신까지 잘 말하고, 육부하면 위장, 소장, 대장, 담낭, 방광까지는 대답하는데 갑자기 막힌다. 다섯 개네? '육부'이니 하나가 더 있어야 하는데 그게 뭐지? 아무리 한참을 생각하고 생물학, 해부학 책을 찾아도 알 길이 없다. 왜냐하면, 이것은 동양의 의학에서만 생각하는, 보이지 않는 개념으로서의 장부이기 때문이다. 이 장부가 바로 심포心包와 삼초다.(火有君相之二, 화에는 군화와 상화 두 종류가 있다) 심포는 장에 속하고(심포), 삼초는 부에 속한다.(삼초) 그래서 사실은 오장육부가 아니라 육장육부이지만, 동양학 특유의 표현 특성상 숫자를 둘 다 똑같이 두지 않고 음양의 조화를 맞추기 때문에, 심장과 상당히 유사하며 위치도 심장을 싸고 있는 뜻으로 인하여 심포 작용은 빼고 삼초만 넣어서 오장육부라고 하는 것이 지금까지 습관처럼 이어졌다. 이제 한의학을 통한 몸공부를 제대로 하는 김에 오장육부를 제대로 알아야겠다. 이 두 가지 장부, 심포와 삼초를 꼭! 기억하자.

한의학의 이론에서 심포와 삼초는 굉장히 중요한 개념이고 실제 임상에서도 많이 쓰인다. 그런데 '군화-상화'라는 매우 복잡하고 독특한 개념이 있는 데다 보이지 않는 장부라 한의학의 역사를 통틀어서도 많은 혼란을 일으켜왔다. 지금의 서양 의학적 개념으로 따지자면 기능적인 역할을 수행하는 호르몬이나 림프 순환, 중추신경과 자율신경까지를 아우르는 개념에 해당한다. 이런 부분들은 해부학적으로 확연하게 드러나지 않기 때문에 개념적인 장부로 놓은 것이다.(뇌는 눈으로는 보이지만 뇌가 무엇을 하는지 모르는 상태에서 바라본다면 빵 같은 모양의 덩어리로 인식될 수도 있겠다. 심장은 피를 펄떡펄떡 내보내고 허파는 숨 쉬는 기능이 있는데, 뇌의 겉모습은 지금 같은 연구가 이루어지기 전에는 참 이상한 곳이었으리라. 그래서 한의학에서는 뇌를 기항지부奇恒之府라고 부르고, 현재 뇌의 기능에 해당하는 것이 오장육부에서 처리된다고 해석하였다. 뇌에 대한 온갖 현상을 오장육부를 통해 설명하면서 뇌의 문제까지 오장육부의 기능을 조절하는 방법으로 처방까지 이루어지게 해놓았다.) 기능으로 이루어져 있는, 개념적인 장부를 떠올리는 흐름을 따라가기 위해, 정말 어렵지만 군화君火와 상화相火에 대해서 간략하게 알아보자.

군화가 하늘에 떠 있는 태양이라 한다면, 상화는 태양빛을 받아서 생겨난 복사열 같은 지구상의 에너지들 모두를 가리킨다. 군화가 불이라면, 상화는 열이다. 증기 기관차의 중심에서 불을 열심히 때서 증기를 가득 모아 힘을 폭발시키면 이 에너지를 받아 기관차 전체에 고루고루 분산시켜야 움직이게 된다. 몸의 에너지도 열로 시작한다. 사람 몸에서 심장과 소장에서 열을 만들어내어 온몸의 기관들이 기능한다. 이 열을 받아 기관마다 에너지가 생겨난다. 열을 세포마다 골고루 전달시키는 역할, 어떤 곳에 얼마만큼 열을 전달할 것인지를 결정하고, 열을 가두어두었다 열어주었다 하는 시스템의 주관자가 필요하다. 이런 곳을 또 하나의 열, 상화라고 부른다. 진짜 불덩어리 화인 군화가 있는 곳이 심과 소장이라면, 사용할 수 있는 에너지인 상화는 어디에 저장되어서 불덩어리를 주관할까?

이 화의 기운이 존재하는 곳은 배꼽 아래 3촌(4~5cm가량) 되는 곳에서 다시 몸속으로 조금 들어간 곳이다. 이곳의 이름이 단전이다. 단전의 단이 불길이 어른거릴 때의 붉은색을 뜻하는 붉은 단丹이고, 전이 사방으로 기운이 뻗어나가는 터전을 뜻하는 밭 전田이다. 뜨거운 기운이 뻗어나가기 위해서 기가 갈무리되는 곳이 이곳이다. 단전에 기운이 많이 쌓이면 그만큼 에너지 양도 더 커진다. 이곳에 뜨거운 기운이 있어야 에너지의 움직임이 시작되고 온몸이 따뜻해져 생명력이 생긴다. 그렇기에 건강을 지키기 위해서 하복부를 따뜻하게 유지하는 것이 굉장히 중요하다. 단전은 형태가 없는 기운 덩어리의 공간을 의미하지만, 여성에게는 단전의 기운이 자궁에서 갈무리된다. 그래서 단전 기운이 좋고 따뜻해야 자궁 기능도 좋아져서 여성이 건강하고 생기 있으며 임신도 잘 할 수 있게 된다. 남성에게는 무형의 공간만 있으나 기능적으로는 마찬가지로 생식기에서 드러난다. 단전이 뜨거워야 성 에너지가 분출될 수 있다. 단전의 에너지가 충만한 소아 청소년기에는 아랫배 부분이 실제로 뜨끈뜨끈하다. 성적인 자극이 있지 않더라도 새벽 미명의 시간에 자연계의 태양 에너지가 전해지는 때 사람의 몸 안에도 상화가 발동되어 남성이 텐트를 만들어낸다. 이 단전이라는 곳에 화의 기운이 전달되어 자리 잡고 온몸의 에너지를 만드는 발전소 역할을 한다. 단전의 다른 이름이 삼초(三焦, 삼초는 상초, 중초 하초로 나뉘고, 단전은 삼초 중 하초 부위를 말한다), 명문(命門, 목숨을 관장하는 문이라는 뜻이다) 등이다.

단전의 위치는 무형의 공간인데, 주변 부분은 소장으로 둘러싸여 있다. 소장의 뜨거운 기운은 단전의 힘에 의해서 생성되는 것일 것이다. 소장의 기능은 위에서 소화되어 내려온 음식물들이 영양소로 전환되어 몸에서 흡수되는 곳이다. 단순한 음식물들이 영양화되는 과정에서 어마어마한 에너지가 전환된다. 물질에서 에너지로 바뀌는 힘을 응용한 것이 핵폭탄이잖은가. 음식물이라는 물질 속에서 우리가 활동하는 에너지로 전환하는 과정이 어마어마한 폭탄급 힘을 가지고 있다. 소장의 힘은 영양소를 흡수해서 에너지화하는 과정에 있다. 그런데 소장의 기능이 약해지면 폭탄이 불발탄이 되어 찌꺼기로 쌓인다. 불발탄은 처리가 여간 골치 아픈 게 아니다. 폭탄을 제대로 터뜨리려면 기폭장치가 제대로 작동해서 쾅하고 불을 붙여야 한다. 이 기폭장치가 단전 속 불 기운이고, 호흡에 의해서 공급된다. 아랫배까지 깊숙이 산소를 공급해야 기가 제대로 생성된다.

그렇기 때문에 단전의 에너지를 잘 채울 수 있는 방법이 복식 호흡이다. 모든 동양의 수련법에서는 호흡에 굉장히 신경 썼다. 선가의 호흡명상, 동아시아의 기공, 인도 지역의 요가, 유가의 심성수양, 도가의 정신양생, 불가의 참선 등이 모두, 단전 속 깊은 에너지를 채울 수 있는 호흡을 끌어들일 수 있는 방법과 밀접하다. 호흡이 안정되면 생명의 열기운을 온화하게 퍼뜨릴 수 있다. 정신적으로 흥분하면 화가 위로 끌어올려지고 호흡이 거칠어진다. 반대로 몸의 에너지가 떨어지면 호흡에 힘이 없고 호흡 횟수가 줄어든다. 호흡이 기운의 근원으로 작동하기에 건강관리를 위해서 올바른 호흡은 필수다. 동의보감 가장 첫 그림인 〈신형장부도〉에서 배꼽을 중심으로 파동치듯이 그려놓은 것이 호흡을 통해서 단전의 에너지가 퍼져나가는 의미인 것을 다시 한 번 떠올려보자.

이렇듯 생리적인 화에 의한 좋은 열은 생명에서 필수적이고 좋은 에너지이지만, 이 화의 기운이 지나쳐서 열이 무분별하게 발생하면 그때부터는 병리적인 화로 바뀐다. 자연재해 중에서 불길이 걷잡을 수 없이 번지는 것이 참 무섭듯이, 인체 내에서도 마찬가지다. 뜨거운 화의 기운은 모두를 불사르고, 화로 인해 생긴 열기는 생명체를 바짝 말려버린다. 화가 지나치면 원기를 갉아먹고(火爲元氣之賊, 화는 원기를 빼앗아간다), 모든 물질을 없어지게 한다.

화로 생긴 병은 해로움이 굉장히 크고, 변화가 매우 빠르며, 증상이 아주 뚜렷하고, 죽는 것도 빠르다. 욕심과 감정이 지나치면 화가 생기고, 몹시 성내서 생긴 화 기운은 간을 망가뜨리고, 취하거나 지나치게 먹어 생긴 화는 위를 상하게 하며, 성생활이 지나쳐서 생긴 화는 신을 공격하고, 너무 슬퍼하는 데서오는 화는 폐에 치밀어서 병이 생긴다. 그래서 생리적인 화는 원기 자체를 뜻하기도 하지만, 병을 일으키는 면에서는 원기의 적이 되어 도리어 나를 공격하는 것이기도 하다.

화의 열기가 아랫배에 지나치게 몰리면 변비가 되고, 생리전증후군이 점차 심해진다. 폐 쪽으로 몰리면 기침 감기가 생기고, 잔기침이 오래간다. 열이 중초에 있으면 눈이 충혈되고 두통과 견비통이 심하다. 입안에 화가 몰리면 입속이 헐고, 혓바늘이 돋는다. 구내염이 심해져서 전신 염증과 함께 겹친다면 화를 식혀주는 처방을 해야 한다. 아래쪽으로 몰리면 오줌이 방울방울 맺히거나 피오줌을 누게 된다.(火有上中下三焦之異, 화로 인한 질병은 몸의 상중하에서 각각 다르게 나타난다)

뼈에 화 기운이 들어가 건강을 해치는 상태가 골증열, 즉 뼈까지 말라 들어가는 듯한 증상이다. 소화기에 화가 몰려서 소화불량을 일으키기도 하고, 일정한 시간만 되면 얼굴에 열이 올라 홍조가 되기도 한다. 화의 조절능력이 망가지면 추웠다 더웠다 하는 증상이 교차된다. 이러한 현상을 조열이라 한다. 특히 호르몬 교란이 심한 갱년기 때 이런 증상이 두드러진다. 이런 증상에 화, 열을 조절하는 약초들을 복용하면 갱년기 증상도 편하게 넘길 수 있다. 화가 가슴 쪽으로 오르면 심이 허해지고 열이 올라 가슴 답답증이 생기기도 한다. 이렇듯 위로 치밀어 올라오는 기운 모두가 화에 속한다.(上昇之氣屬火, 위로 치밀어

오르는 기운은 다 화에 속한다) 피부 쪽까지 열이 올랐는데 이것을 조절 못 하면 추웠다 더웠다 하는 현상이 생기기도 한다. 그래서인지 오한도 생긴다.

# 물 기운은 위로,
# 불 기운은 아래로

 

갱년기의 주요 증상은 20여 가지(피로, 상열감, 홍조, 두근거림, 가슴

앓이, 불면, 식은땀, 소화불량, 하혈, 빈혈, 의욕 저하, 우울, 신경 예민, 초조 불안, 소변 급

박, 요실금, 골다공증, 관절통, 근육통, 성욕 저하, 성교통 등)나 된다. 아마 그중

에서도 가장 잘 알려진 증상은, 열이 얼굴로 올라서 손바닥을

부채처럼 펼쳐서 부치는 모습일 것이다. TV드라마에서는 갱

년기 중년 여성이 얼굴이 뜨겁다며 연신 손으로 얼굴을 부치는

모습이 나오거나 혹은 나이가 어린 사람이 얼굴로 열이 오른다

고 하면 "너 벌써 갱년기니?" 하는 대사가 오가기도 한다. 갱년

기, 하면 이처럼 화가 위로 뻗쳐서 열이 오르는 모습이 대표적

이다.

갱년기란, 폐경기를 전후해 호르몬 변화가 있을 때 신체와

감정에 여러 변화가 일어나는 시기를 말한다. 양방의학에서 말하는 '호르몬 변화'가, 한의학에서는 단전의 근원적인 에너지인 원기(火)가 약해져서 오장육부의 균형이 무너진 상태이다. 이때의 증상들은 대부분 열 조절이 안 되어서 생기는 것들이 많다. 이 역시, 화로 인한 열이 제대로 전달되어야 하는데, 위로는 열이 지나치게 전달되고, 아래로는 열이 모자라서 찬 기운으로 인해 생기는 증상이다.

한의학에서 건강한 상태를 설명할 때 가장 중요하게 생각하는 개념이 수승화강水升火降이다. 수 기운은 위로 오르고, 화 기운은 아래로 내려간다는 뜻이다. 자연계의 기운을 다시 관찰해보자. 아래에 열이 있고, 위가 차가우면 열기가 위로 올라가고 찬 기운은 아래로 내려온다. 뜨뜻한 아랫목을 만들면 아래에서 데워진 공기가 위로 올라가 방 안 전체를 따뜻하게 만든다. 뜨거운 공기가 위로 밀려 올라가면서 순환도 된다. 만약 반대의 경우라면 어떻게 될까? 위에는 열이 있고, 아래에는 찬 기운이 몰린다면 공기 순환이 이루어지지 않는다. 위쪽의 열기는 계속 위로 올라가려 하고, 아래쪽의 찬 기운은 더 아래로 내려가려고만 하니 기운은 정체되고 온도와 습도 조절이 안 되게 된다. 생명체의 몸도 아래쪽이 따뜻해야 하는 것이 이런 이유 때문이다. 몸통에서 아래쪽은 하복부의 단전 부위를 말한다. 이 부분이 뜨겁고, 머리는 시원해야 몸의 에너지도 순환이 된다. 그런데 우리는 살아가면서 자꾸만 이것을 거꾸로 만든다. 단전의 기운은 비축할 여유도 없이 써버린다. 편안한 호흡과 명상, 좋은 음식과 함께 휴식이 있어야 단전에 기운이 가득 찬다. 그런데 과로하고 기운 빠질 때까지 놀며, 지나치게 성생활을 하거나 지칠 정도로 운동하는 것, 소화기에 부담을 줄 정도로 많이 먹고, 술을 많이 마시는 일을 해서 단전의 열기를 꺼뜨린다. 반면 머리 쪽을 뜨겁게 만드는 생활은 많다. 일하면서 스트레스 받고, 어깨 근육이 딱딱해진다. 열 받는 일이 생기면 머리에서 처리하느라 마치 머리뚜껑에서 김이 빠져나가는 것 같다. 사는 것 자체가 머리에 열을 몰리게 한다.

병은 수승화강이 안 되는 상태일 때 기운이 약해진 곳으로 침범한다. 결국, 한의학에서 말하는 근본치료라는 것을 요약해서 말한다면, 수승화강을 하게 만들고, 기운이 허한 곳을 보충해주는 것이다. 단전의 기운은 뜨겁게 만들어주고, 머리는 식혀주면 몸의 기운도 순환하면서 편안하게 된다. 뜨거워진 단전의 기운이 신장에서 만든 진액을 끌고 위로 올라가서 위쪽을 시원하게 만들면 다시 그 기운이 심장의 화의 기운을 아래로 끌고 내려와 아래쪽을 따뜻하게 만들어주어 몸이 건강해지게 된다. (군화, 상화, 신간동기, 좌신우명문, 심신-간폐 관계 등 아주 복잡한 개념이 이 안에 포함

되어 있다.)

갱년기야말로 수승화강이 안 되는 대표적인 증상이다. 수
승화강이 안 되면, 머리 쪽은 열이 뜨고, 아래쪽은 찬 기운이 생
긴다. 갱년기 증상들을 분류해보면, 피로에 의한 상열감, 홍조,
가슴 두근거림, 불면, 식은땀, 신경예민, 초조불안 등은 모두 열
이 위로 올라서 생긴 증상들이다. 심리적인 의욕저하, 무기력,
우울증 들도 깊이 따지고 보면 이 범위에 속한다. 열이 발생하
면 건조해진다. 반대로 소변을 자주 본다든지, 요실금이 생기
고, 성욕이 떨어지고, 몸에 통증이 생기는 것은 아래가 차가워
져서 생긴 것이다. 그렇기 때문에 갱년기는 수승화강을 만들어
주면 쉽게 치료가 된다. 메마른 곳에 진액을 보충하여 촉촉하
게 하고, 동시에 열을 식혀주면서 아래쪽을 따뜻하게 하는 치
료법을 쓴다.

이 세 가지를 동시에 해주는 약초가 있어서 갱년기를 치료
할 때 굉장히 많이 활용하는 것이 있다. 바로 지골피地骨皮다.
구하기도 쉽다. 한약재 명칭이라 어렵게 느껴지겠지만, 우리말
로 구기자의 뿌리껍질을 가리킨다. 열매인 구기자에도 진액 성
분이 많아서 신장 기운을 보충해주는 데 굉장히 좋은 약초다.
구기자는 신선이 먹는다고 하고, 늙지 않게 해서 젊음을 유지
해준다는 스토리가 있다. 항산화 효과가 매우 커서 유럽에서노

선풍적인 인기다. 서양에서 구기자는 고지베리goji berry라고 불린다. 이렇게 동서양의 이름이 다르다 보니 재미난 일도 생긴다. 어떤 분이 구기자를 먹고 있으니, 그걸 옆에서 보던 한 부인이 "구기자요? 아유, 아직도 촌스럽게 시장에서 그런 걸 사 먹어요? 요즘 고지베리가 인기예요. 그거 한번 먹어봐요. 나는 홈쇼핑에서 주문했답니다"라고 했단다. 최근 홈쇼핑이나 마트에서도 고지베리 분말을 쉽게 찾을 수 있는데, 외국산 구기자 열매를 분말 낸 것이다. 어쨌든, 이 구기자는 신장 기운을 좋게 해주어 온몸의 진액을 보충해준다. 한의학에서는 생명력을 나타내는 단어가 여러 가지가 있는데, 그중에서도 아주 중요한 것이 진액이다. 몸에 진액은 많아야 젊음을 유지할 수 있다. 구기나무는 모든 부위를 먹을 수 있는데 열매인 구기자를 쉽게 접할 수 있고, 뿌리 껍질은 접할 기회가 적다. 이 부분은 진액 보충도 하면서 동시에 열 조절도 하는 효능이 있다. 그래서 갱년기에 열이 올라 홍조가 생기고 식은땀이 나면서 얼굴이 붉으락푸르락할 때 정말 최고의 작용을 할 수 있는 것이다.

갱년기 때는 여러 신체 증상들이 나타나는데, 무엇보다 감정적인 부분 때문에 생기는 고통이 어마어마하다. 자칫 방치하면 우울 증상이 심해진다. 온 가족이 엄마의 마음을 헤아려야 하는데 이때쯤 되면 남편과 소홀해지기도 쉽고 아이들은 다 커

서 자기 앞가림하기 바빠서 나 홀로 된 듯한 상황이 연출되기
십상이다. 그러면 증상이 더 심해진다. 여성들은 사춘기 때 첫
생리를 하게 되면 가족이 축하를 해준다. 이제 진짜 여자가 된
것이니 몸조심하고 관리도 잘하라며 주위에서 신경을 많이 써
준다. 사춘기 때처럼 갱년기의 호르몬 변화로 인한 신체 증상
과 감정 변화도 이렇게 감싸고 이해해주어야 한다.

　요즘은 남성 갱년기도 사회적인 이슈가 되고 있다. 남성 갱
년기의 대표적인 증상은 두 가지다. 하나는 무기력, 또 하나는
성욕 저하. 둘 모두 단전의 열에너지가 떨어져서 생긴다. 단전
기운만 꽉 채워줘도 자신감이 붙는다. 부부 사이에 남성 갱년
기와 여성 갱년기가 겹치면 이만저만 곤란한 게 아니다. 진료
실에서 남편은 고개를 푹 숙이고 연신 한숨을 내쉬고 있고, 옆
에서 아내는 손바닥으로 부채질을 해가며 얼굴이 붉으락하면
서 뭔가 불만스러운 이야기를 하는 풍경이 펼쳐지곤 한다. 그
런 경우 대부분 부인이 남편을 끌고 오게 된다. 요즘은 남성 갱
년기가 오는 시기가 점점 앞당겨지고 있다. 세상살이가 각박해
지면서 중년 남성들이 스트레스 받는 경우도 많아졌다. 어떤
이유든 아랫배에 화 기운을 꽉 채워서 자신감을 세우면 어느새
극복할 수 있는 것이 남성 갱년기의 특징이기도 하다.

　남성 갱년기를 극복하려면 단전의 에너지를 채워 스테미너

를 좋게 하는 것이 핵심이다. 이것만 해결되어도 80% 이상의 남성 갱년기가 해결될 수 있다. 남성의 스테미너는 두 가지로 채워진다. 하나는 음적인 것이고, 하나는 양적인 것이다. 음적인 것은 내용물, 양적인 것은 겉으로 드러나는 기능으로 분류할 수 있다. 음적인 내용물은 몸속 정미로운 물질인 정이다. 정이 충분히 채워져야 몸에 윤기가 돌고 진액이 풍부해진다. 음적인 내용물이 없이 양적으로 기운만 뻗치게 만들면 기름 없이 과도하게 엔진을 돌리는 것과 같고, 통장 잔고는 없는데 여기저기 돈을 빌려 쓰는 것과 같다. 기름칠을 해줘가며 돌려야 하는데 계속 부릉부릉 엔진을 무리하게 사용하다 보면 조직이 깨지고 망가져서 돌이킬 수 없는 결과를 가져온다. 그런데, 많은 남성들은 안을 채우는 것보다 겉으로 드러나는 것에 집착하는 경향이 있다. 통장은 이미 비었는데 멋진 옷만 사고 맛있는 것 먹으려고 무리를 하다 허덕이고 급기야 사채에까지 손을 댄다. 비아그라가 사채꾼을 만나는 셈이다. 자연적인 힘으로는 도저히 일으킬 수 없다 보니 외부의 화학물질의 힘을 빌리게 된다. 알다시피, 사채는 돈을 꿀 때부터 이자를 뗀다. 그리고 갚을 능력이 모자라면 이자가 눈덩이처럼 불어나다 결국 파산 지경에 이르기도 한다. 자꾸 화학물질의 힘을 빌려 겉으로 멋지게 드러나는 모습만 바라보며 좋아하다간 몸이 완전히 망가진다. 원래 비아그라는 심장의 기운을 짜내서 혈액을 아래쪽으로 쏠리게 만드는 원리다. 한의학적으로 본다면 화의 기운이 모자라서 뻗어나가는 기운이 없는데, 일시적으로 화염방사기로 뜨겁게 만들어주는 셈이다. 자꾸 심장을 괴롭히다 보면 심장이 정지할 수도 있는데, 언제 죽을지 모르고 뜨거운 불에 덤벼드는 불나방처럼 열심히 뛰어드는 것을 어떻게 이해해야 할까. 그래서 남성을 치료할 때 양적인 작용을 좋아지게 하는 것에 집중하면 반쪽짜리 혹은 도리어 나쁘게 만들 수도 있다. 양적인 부분은 자존심을 위해서 항상 신경써야겠지만, 음적인 정을 채우는 치료가 반드시 따라주어야 온전한 치료가 된다.

한의학에서 약초를 선택할 때는 한 가지 약초에서 어느 부위를 쓰면 더 좋은지에 대해서도 고민을 많이 한다. 약초 하나의 효능이 비슷한 것 같지만, 부위에 따라서 차이가 많이 난다. 쉬운 예를 들어보자. 무도 아래의 하얀 부분과 위쪽의 푸른 부분 그리고 무청이 각각 효능 면에서 조금씩 차이가 난다. 하얀 부분은 맛이 매콤하고 기를 내려주는 성분이 있어서 소화를 촉진해준다. 푸른 부분으로 갈수록 단맛이 돌고 상대적으로 성질이 따뜻하다. 그래서 푸른 부분은 생채, 무즙을 내서 먹으면 더 맛있고, 하얀 부분은 국을 끓일 때 육수를 내거나 나물로 만들어 먹기도 한다. 무청은 비타민과 미네랄 같은 영양소도 많고 특히 식이섬유가 굉장히 풍부하다. 이렇게 한 뿌리에서도 효능 별로 활용하는 부위가 달라지니 약초는 조금 더 엄밀하게 사용하는 편이다.

보통 뿌리 몸통, 잔가지, 줄기, 껍질, 꽃, 열매, 씨앗, 이런 부위들로 구분할 수 있는데, 얼굴에 급성 뾰루지가 났다면 어느 부위를 써야 할까. 여러 원인에 따라 차이가 나겠지만, 일반적인 경우라면 꽃을 활용할 수 있다. 꽃은 기운을 퍼뜨리는 성질이 있고, 위쪽의 화와 열을 식혀주는 역할을 하는 것이 많다. 얼굴에 난 급성 뾰루지는 화열이 몰려 바깥으로 퍼지지 못해서 고여 있는 것이기 때문에 꽃 부위를 쓴다. 같은 뾰루지라도 얼굴 전체에 퍼지면서 화농성으로 퍼진다면 내장기의 문제로 볼수 있다. 꽃의 겉은 화열 위주로 작용하다 보니 힘이 모자란다. 이럴 때는 내장기를 다스리는 뿌리 쪽의 약초들을 활용한다.

만약 정력, 스테미너처럼 아주 깊숙한 부위라면 약초의 어느 부위를 선택하겠는가? 뿌리도 좋겠지만, 이럴 때에는 씨앗을 활용하기도 한다. 씨앗은 단단한 껍질 속에 생명의 기운이 가득 차 있는 부위다. 작은 씨앗이 엄청나게 큰 나무가 되기도 하고, 천지사방에 들풀로 번져나가기도 한다. 생명력이 가득 차서 가능성이 넘치는 부위가 씨앗이다. 양적인 파워가 엄청나게 내재되어 있다고 보면 되겠다. 거기다 씨앗에는 기름 성분들이 많다. 이 기름을 나오게 하는 성분들은 대부분 음적인 부분까지 채워줄 수 있다. 몸속에 불필요하게 쌓인 지방은 없애야겠지만, 원래의 지방은 몸에서 아주 고급 에너지원에 해당한다. 같은 무게의 탄수화물, 단백질에 비해서 두 배 이상의 큰 힘을 발휘하는 것이 지방이다. 씨앗의 정유 성분은 몸속에 들어가 근본적인 부분들의 에너지를 채워 음과 양을 동시에 만족시켜주는 역할을 한다.

이런 씨앗들 중에서 정말 좋은 종류로 다섯 가지를 모아서 활용하는 처방이 있으니 바로 '오자원'이다. 구기자, 오미자, 복분자, 토사자, 사상자, 이렇게 다섯 가지가 오자원을 구성하는 씨앗이다. 구기자는 이 다섯 가지 중에서도 음적인 정을 채우는 데 탁월한 효능이 있다. 항산화 효능이 워낙 좋아 외국에서도 잘 알려져 있고, 장수하는 데 첫째로 꼽아도 손색없는 약초다. 그 때문에 옛날 진시황제가 구하는 불로초를 몇 가지로 추정해볼 때 아마 이것일 것이라고 하는 약초들 중에 하나로 빠지지 않고 거론된다. 오미자 역시 음적인 부분을 채워준다. 다섯 가지 맛이 있다고 해서 오미자인데, 그중에 대표적인 맛은 신맛이다. 신맛은 기운을 모아준다. 여름에 더워서 기운이 쭉쭉 빠질 때 오미자차 한 잔이면 마치 방전된 휴대폰에 충전기 꽂은 듯 신체 배터리가 올라간다. 나른 계절이라도 기운이 퍼지면 언제든지 먹을 수 있다.

나머지 세 가지는 양적인 부분을 조금 더 보충해준다. 복분자는 요강을 뒤집을 정도로 오줌발이 강해진다는 속설 때문에 유명한 약초다. 서양에서는 베리 종류를 국가적으로 홍보를 할 정도인데 우리의 복분자도 그에 못지않다. 토사자兎絲子는 새삼이라는 약초의 씨앗이다. 실처럼 생긴 약초가 있는데 토끼가 뼈가 다쳤을 때 먹고 낫는다고 해서 토끼 토 자에 실 사, 아들 자 자를 써서 토사자라고 한다. 이 역시 천연자양강장제로 매우 유명하다. 오자원의 마지막 사상자도 양기를 보충하는 데 매우 중요하게 처방되는 약초다. 이렇게 다섯 가지 씨앗은 배합을 해주면 음적인 정과, 양적인 양기가 두루 작용해서 남성의 기능을 안전하면서 건강하게 만들어준다.

오자원을 단독으로도 활용하고, 여러 처방에 합해도 정을 강화시키는 데 시너지 효과를 톡톡히 낸다. 물론, 남성의 정에 좋은 약초들은 여성의 자궁 질환과 냉증에 상당히 도움이 되고, 피로회복을 도와주는 항산화 작용이 매우 크기 때문에 피부도 좋아지고 면역력 향상에 매우 도움이 된다. 여성이라고 먹지 못할 이유가 없다. 잘 활용하면 남녀 모두에게 좋아서 행복하게 해주는 처방이라 하겠다.

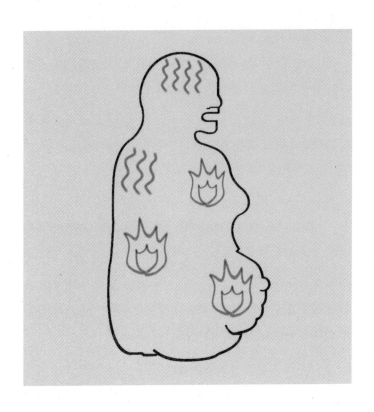

우리 몸의 여섯 가지 기운은, 뜨거움과 차가움(한열. 온도), 축축함과 건조함(조습. 습도),
움직임이 빠르고 느림(강풍 약풍. 풍속도)이 있다.
그중에서 온도가 몸에 미치는 영향은 굉장히 크다. 따뜻한 기운은 생명력의 근본이니
열이 온몸에 잘 전달되어야 하고, 위쪽은 시원하게 아래쪽은 따뜻하게 유지되어야 순환
이 잘 된다. 몸속 화 기운은 심장과 소장에서 발생하고 신장에서 조절한다. 열이 심해지
면 여러 가지 질환이 생기는데, 그중에서 중년이 되면 나타나는 갱년기 때의 여러 증상
이 대표적이다. 여성 갱년기에는 지골피, 남성 갱년기에는 오자원이 정말 좋다.

# 몸이 사막이
# 되어버리다

　사막은 황량하다. 『어린왕자』 같은 소설에서 느껴지는 사막은 환상적인 느낌이 있지만, 실제 사막에 덩그러니 툭 내놓으면 그 황망함에 머릿속이 아득해질 것이다. 어떤 여행자들은 그 기분을 일부러 느끼러 간다. 모래바람, 낙타, 쏟아지는 별빛…. 홀로 남겨진 듯한 느낌에 명상하는 기분이 들 것이다. 하지만, 그곳에서 쭉 살아가는 생명체들은 물과의 전쟁에서 고군분투해야 한다. 작열하는 태양과 계속 불어대는 바람 때문에 물이 남아 있기가 힘들다. 식물이 자라지 못하다 보니 햇빛을 가릴 수도 없고, 바람도 못 막아내어 악순환이 반복된다. 표면은 계속해서 건조해져서 바위가 돌이 되고, 돌이 자갈로, 자갈이 모래가 되어 고운 사막이 되어간다. 이런 사막도 지표면은 말라 바스라지지만, 깊은 안쪽은 물이 고여 있다. 지구에는 물이 투과하지 않는 부분이 있어서 그곳에 물이 고인다. 간혹 사막에 오아시스가 나타나게 되는 이유가 그렇게 모인 물이 어떤 이유로 지표면으로 쑥 올라오기 때문이다. 하지만 표면은 너무 건조해서 물기가 없다. 비가 내리더라도 건조한 곳을 적시기에도 모자랄뿐더러, 물이 땅속으로 쑥쑥 빠져버려서 잡아두지를 못한다.

우리 몸에서 건조증으로 고생하는 부분도 거의 대부분 표면이다. 몸에서 표면은? 바로 피부다. 몸속은 수분이 없을 수 없다. 충분한 수분은 생명과 직결된다. 마치 안쪽에는 수분이 존재하지만 바깥쪽 피부에는 어떤 연유로 건조하게 되어버려서 조직이 손상되어 바스라지는 과정이 사막화 과정과 비슷하다.

수분 공급이 잘 된 피부는 발그레한 화사한 느낌이 들면서 탱탱하다. 아이들의 볼살이 그렇게나 보들보들한 이유는 피부에 수분이 많기 때문이다. 반면 성인인 내 볼살이 푸석한 것은 피부에 수분 공급이 안 되어서다. 사람들은 피부에 수분을 공급하려고 화장품으로 억지로 밀어넣지만, 피부의 존재 이유는 막아내는 것에 있기에 아무리 넣으려고 해봐야 튕겨 나온다. 아주 비싼 화장품을 사서 열심히 바르고 팩을 해도 피부층에는 침투를 못 한다. 피부 바깥층에 겨우 약간의 수분이 도달해서 각질을 불린다. 각질은 피부를 보호하는 바깥층이다. 각질의 역할을 다 하면 저절로 떨어지는데 이것을 미리 빨리 없애버리는 것이 때 미는 것이다. 팩을 떼고 난 직후의 피부는 수분 공급 때문에 반질거리지만, 실상은 때를 불린 피부를 톡톡 두들기면서 만족한 얼굴로 셀카를 찍는 셈이 된다.

몸의 생명력은 수분에서 온다. 물이 충만한 곳에서 자연 치유력이 생긴다. 아이들의 피부는 까이고 베이더라도 며칠 이내로 아물어버린다. 조직 재생력도 강하고 회복 호르몬도 풍부해서 그렇기도 하지만, 피부의 재생에서 가장 중요한 것은 수분이다. 그래서 피부에 상처가 났을 때나, 화상을 입거나 하면 습윤 밴드를 해주는 것이다. 습윤 밴드는 수분이 충분히 공급될 수 있도록 촉촉하게 만들어서 붙이는 보호 밴드다. 수분이 중요한 것을 몰랐던 시절에는 탈지면에 테이프를 발라서 상처 보호의 의미로만 붙여줬다. 그것이 일반적으로 대일밴드라고 알려진 상처보호용 밴드다. 건조하게 놔두는 것보다 수분 공급이 중요하다는 것을 아는 요즘은 습윤 밴드가 만들어져 이용된다.

수분 공급이 안 되어 건조해지면 피부 질환이 생긴다. 아토피, 건선, 각질화 증상들 등은 대표적인 건조형 피부 질환이고, 여드름, 뾰루지 같은 염증성 피부 질환에도 수분 공급이 필수다. 탈모 역시 두피에 수분 공급이 안 되어 빠지는 질환이다. 사막에서 식물이 살지 못하고 말라비틀어지듯, 바람 불고 햇빛 가득한 곳이 건조해지면서 생명체가 살기 힘들어진다. 식물 뿌리가 힘이 없이 쑥쑥 빠져나가는 것처럼 머리카락도 힘없이 바스라지고 모공에서 쑥 뽑혀버리는 것이 탈모다. 환경 호르몬과 혈액 순환을 방해하는 여러 요인들 때문에 탈모문제는 유전적인 문제가 아니더라도 많은 사람들이 고민하는 문제가 되었다. 피부하면 얼굴과 몸, 두피의 피부를 떠올리는데 또 다른 아주 중요한 피부 부위가 있다. 눈이다. 눈의 표면을 덮고 있는 각막도 피부와 같은 역할을 한다. 각막에 수분 공급이 안 되는 안구건조증 역시 피부 건조증의 일종이다.

건조증은 사막에서 보듯이 열이 강하게 내리쬐고, 바람이 불어서 흩날리며, 안쪽 수분이 바깥으로 제대로 못 나와서 생긴다. 열과 풍이 건조함을 만들어낸다.(燥因血少, 마르는 것은 피가 적기 때문이다) 몸으로 바꿔 생각하자면, 몸 내부의 열 조절이 안 되어 열이 상대적으로 위쪽과 바깥쪽으로 올라가는 것이 첫 번째 문제다. 그런 기운이 제대로 조절이 안 되어 제어불가 상태가 되면 허약해진 틈으로 풍의 기운이 들어온다. 허약한 기운을 메꿔줘야 하는데 그렇지 못하면 풍이 계속해서 돌아다닌다.

안쪽 수분은 인체에서 말초혈액 공급을 뜻한다. 말초 부위에 혈액 순환이 충분하면 수분 공급도 원활히 이루어진다. 그래서 건조증을 치료하는 중요한 키워드는 세 가지로 압축된다. 첫째, 아래쪽 원기인 화를 조절하여 위로 뜨는 열을 아래로 내리는 것이 첫 번째고, 둘째, 기운이 허한 곳을 채워주며, 셋째, 마지막으로 말초혈액 순환이 원활해지게 해야 한다. 이 세 가지가 몸 내부에서 제대로 이뤄지고 바깥쪽에서 보습해주는 것이 함께하면 건조로 인해서 생기는 증상들이 많이 완화된다. 피부의 질환은 몸 안쪽에서 생긴 문제로 인한 것이라서 바깥에서 레이저 쏘고, 마사지하고, 보습을 많이 하는 것은 2차적인 해결책이다. 몸 내부의 근본을 좋게 하여 피부를 건강하게 하는 것, 요즘 확산되고 있는 이너뷰티(inner beauty, 속에서부터 건강해져야 아름다워진다 뜻)의 원조격이다.

오장육부 중에서 피부의 건조증과 연관이 있는 장부는 어디일까? 동의보감 피부 조문에 따르면, '피부는 12경맥이 흐르고, 폐 기운의 지배를 받는 곳'이라고 했다.(皮毛屬肺, 피부와 털은 폐에 배속된다) 12경락과 폐 모두 '기'와 밀접한 연관이 있는 기관이다. 기가 돌아다니는 길이 경락이고, 기를 온몸으로 확산시키는 장기가 폐다. 몸에서 혈액이 공급되면서 영양이 골고루 퍼져야 한다. 혈액은 '혈'이라는 개념으로, 영양소를 '기'라는 개념으로 바꿀 수 있다. 오장육부 중에서 소화기에 해당하는 비위는 음식물을 받아서 혈을 만들어낸다. 만들어진 혈은 간에 저장되고, 심에 의해서 온몸으로 뿜어져간다. 혈 안에 숨겨진 영양소는 호흡 작용과 더불어 기로 만들어진다. 기는 신에 저장되고, 폐를 통해서 온몸에 퍼져나간다. 혈액을 펌프질하는 심장과 기를 펌프질하는 폐는 위에서 작동하고, 영양이 풍부한 혈액을 저장하는 간과 영양소로 인한 기운을 저장하는 신장은 아래쪽에 위치한다. 앞뒤로 본다면, 심장은 가슴에, 간은 배에 있어서 혈은 앞에서, 폐는 등에, 신장은 허리에 있어서 기는 뒤에서 갈무리된다. 혈이 영양이라면 기는 영양을 공급하는 도로다. 혈이 조직에 공급되기 위해서는 기가 도로를 닦아야 한다. 그리고 기운이 힘차야 혈이 끝까지 도달할 수 있다. 기운은 있는데 혈이 충분하지 못하면 에너지 소비만 심하게 된다. 미처 부릉부릉하고 엔진을 공회전하듯, 기운이 소모되고 오래되면 자칫 엔진이 타버린다. 이렇게 몸에서 기와 혈은 서로 상호 작용하면서 온몸 조직과 기관에 순환하면서 작용한다. 수분은 혈액을 통해서 공급이 되지만, 말초까지 가게 만드는 힘은 기가 결정한다. 고속도로가 16차선이나 되면서 도로가 잘 닦여 있으면 물자 수송이 쌩쌩 원활하다. 산골, 바닷가, 시골 마을 한 집 한 집까지 물류가 잘 가려면 도로가 끝까지 잘 연결되어야 한다. 잘 닦인 도로가 기의 역할이다. 그래서 혈액 순환에서 재료인 혈액이 중요하지만, 말초혈액 순환이라는 관점에서 보면 기가 좋아야 원활해진다. 피부 말초까지 기운이 가게 하는 힘은 폐에서 나온다. 그래서 피부는 폐의 지배를 받는 것이다.

폐의 기운을 도와주면서 수분 공급처럼 진득한 진액을 보충해주는 맥문동이라는 약초가 있다. 아마도 한 번쯤은 봤음 직한 약초인데, 동네 곳곳에 조그마한 공원이나, 약간의 조경을 해놓은 곳곳에서 쉽게 볼 수 있다. 약간 그늘진 곳에서 잘 자라고 녹색의 기다랗고 가는 잎이 사방으로 뻗어 있으며 여름이 되면 꽃대를 타고 자주색 꽃이 피면서 곧이어 까맣고 동그란 열매가 조롱조롱 달린다. 대부분의 약초가 눈으로 볼 때는 약으로 쓰이리라는 것을 눈치채기도 힘든데, 아마 맥문동을 가리키면서 이게 바로 그 약초라면, 그동안 너무 자주 봐왔던 풀이라 깜짝 놀랄 것이다. 이 맥문동에서 약으로 쓰는 부분은 뿌리다. 뿌리가 조그만 덩이처럼 되어 주렁주렁 달려 있다. 이 덩이뿌리를 잘 말리면 담황색으로 반투명한 상태가 된다. 이 부분을 복용하면 폐 기운에 좋고, 폐와 연관된 기관지 계통을 치료하여 기침, 가래에도 많이 쓰인다. 덩이뿌리는 손으로 만져보면 매우 찐득찐득하다. 그래서인지 폐 기운이 모자라면서 건조한 상태에 있는 증상들에 굉장히 많이 쓰인다. 가래기침도 목안 인후, 기관지 부분이 건조해져 염증이 생겨서 가래가 생기기 때문에 맥문동이 좋은 효과를 내는 것이다. 피부 건조증도 폐의 기운이 모자라서 건조해진 것이기 때문에 맥문동의 효과가 필요하다. 맥문동 뿌리에는 심이 있는데 이 심을 빼고 사용해야 효과가 좋다. 여름에 푹푹 찌는 더위 때문에 폐 기운이 떨어지는 때가 있다. 이때 맥문동의 효과가 십분 발휘된다. 여름철 기운이 빠질 때 복용하는 생맥산이라는 처방이 있는데, 몸전체의 기운을 인삼이 올려주고, 높아진 기를 맥문동이 온몸에 전달하면서, 자칫 퍼질 수 있는 기운을 오미자가 잡아서 모아준다. 인삼, 맥문동, 오미자, 이 세 가지 약재만으로 여름철 더위에 지친 몸을 달래줄 수 있는 특효 보약이 된다.

# 탈모로 고민하는
# 당신을 위하여

열은 바깥쪽과 위쪽으로 올라간다. 몸의 바깥인 피부, 그중에서도 가장 위쪽에 있는 부분이 두피다. 그래서 두피는 열의 영향을 상당히 많이 받는 곳이다. 이 부분의 기운이 허해지면 풍이 침범해서 열을 끌어온다. 그 결과 말라 들어가기 때문에, 풍열에 의한 조(건조) 기운으로 인한 증상이 생기기 쉽다. 가장 일반적인 것이 바로 탈모다. 사막에서 수분 부족으로 뿌리를 내리기 힘들어 식물이 자라기 힘들듯, 건조한 두피에서 모근이 힘이 없어져 머리카락이 숭숭 빠진다.

동의보감의 모발문에 두피와 모발 관리에 대한 대목이 있다. 첫째, 모발은 신장의 기운이 좋아야 팍팍 자란다는 것이고 (髮屬腎, 머리털은 신장에 배속된다), 또 하나는 모발은 혈액이 풍부할 때 온몸에서 사용하고 남는 것을 재료로 해서 만들어진다는 것이다.(髮者血之餘, 머리털은 혈이 남을 때의 기운이 만들어낸다) 신장은 혈액을 걸러서 그 속에서 나온 에너지로 기운을 만들어 저장하는 곳이다. 머리카락은 머리 꼭대기까지 기운이 전해져야 한다. 중력 때문에 가뜩이나 기운을 올리기 힘든데 몸의 맨 윗부분까지 끌어올려야 하니 얼마나 큰 에너지가 필요하겠는가. 머리카락이 새까만 기운도 신장 기운 덕이고 이 기운이 풍부할수록 더 윤기가 난다. 오장육부 중에서 신장의 기운이 약해지는 것을 노화의 기준으로 삼는다. 신장 기운이 약해지는 표시들은 자다 깨서 소변을 보거나, 소화력이 약해지고, 쉽게 피로감을 느끼며, 허리와 다리가 시큰거리기도 하고, 노안이나 피부 검버섯 같은 것도 있는데 흰머리가 생기는 것도 증거 중에 하나다. 신장은 음적인 면과 양적인 측면 두 가지 성질을 가지고 있는데, 하나는 에너지를 모으고 있는 것이고, 하나는 에너지는 쓰게 만드는 것이다. 지금의 표현으로 말하자면, 하나는 피를 걸러서 나온 영양소를 온몸에 돌리고, 또 하나는 부신피질호르몬으로 기운을 내게 만든다. 이 두 가지 기능들 모두가 좋을 때 머리카락이 윤택하면서 풍성하게 자라는 것이다.

또, 두피에 영양공급이 잘 되어야 머리카락이 빠지지 않는다. 혈액 순환이 두피까지 골고루 잘 되어서 모근을 강화시켜주어야 한다. 수분이 촉촉하게 공급되면 모근이 뿌리를 잘 내려 안정되게 모낭 속에 박힌다. 온몸에 혈액이 100%가 있다면 소화기에서 20%, 두뇌 활동으로 20%를 쓰고, 나머지 60%를 나누어서 온몸에 배분한다. 대부분 중요한 조직과 기관에서 먼저 나누어 가지거나 몸을 회복하는 데 사용할 거니, 모발은 생명 활동에 직접적인 지장을 초래하는 곳은 아니다. 생리 기능적으로는 햇빛이나 외부 기운 영향을 차단하는 역할도 하지만 그 기능은 미미하고, 현대 사회에서는 미적인 역할이 훨씬 중요한 것 같다. 혈액을 분배하는 시스템상으로 본다면 모발은 나중에 공급해도 되는 곳이다. 그렇기 때문에 모발이 풍성하려면 혈이 충분히 많이 있어야 한다.

혈액과 기운이 충분히 전달되면 수분 공급도 원활하고 두피의 영양도 좋은 상태가 되는데, 불충분하면 기운이 빠지고 푸석해진다. 이런 상태가 풍이다. 마치 바람이 불면 건조해지듯, 기운이 허하게 된 곳에 영양공급도 안 되고 점차 건조해진다. 풍, 열, 조에 의한 이런 상태를 좋게 만들려면, 열을 식히며, 기운을 공급하고, 영양을 공급해야 한다. 유전적인 탈모가 아니라 후천적인 탈모가 많아졌다. 나이가 들어서 생기는 자연노화에 의한 탈모도 있지만, 의외로 젊을 때 생기는 탈모도 꽤 많다. 후천적인 탈모와 젊을 때의 비정상적인 탈모는 두피의 열을 식히고, 영양공급을 해주면 상당히 효과가 있다.

머리 쪽으로 열이 몰리는 원인은 무엇일까? 현대인들이 열이 몰리는 이유는 잘못된 식습관, 휴식 부족과 스트레스가 대표적이다. 나쁜 식습관으로 인해서 소화기관을 비롯한 여러 장부에 탈이 나서 열이 위로 뜨고, 휴식이 부족해서 부신기능이 떨어지며 면역이 나빠지고, 호르몬 조절이 안 되어 열이 위로 올라간다. 스트레스가 안 풀려 자율신경이 조절이 안 되어도 열이 생긴다.

식습관 중에서 맵고 짜고 단맛 위주의 음식들은 특히 열을 많이 유발한다. 쓰고 신맛은 열을 떨어뜨리고 기운을 모아주는 경향이 있다. 그런데 외식을 나가면 거의 대부분이 맵고 짜고 단맛의 음식들이다. 자극적이어야 사람들이 열광하고, 짠맛에 감칠맛(조미료맛)이 돌아야 맛있다고들 하니 음식 만드는 입장에서도 어쩔 수 없다 한다. 거기다 단맛은 웬만하면 다들 좋아하니 이 세 가지 맛이 위주가 될 수밖에 없다. 쓰고 신맛이 위주인 식당은 찾기 힘들고 가정의 요리에서도 그렇다. 자극적이지 않은 담담한 맛의 음식을 주로 먹는 식습관을 가지려고 노력해야 한다.

요즘 많이 먹는 것 중에 인체에서 열을 많이 유발하는 것을 하나 콕 짚어서 이야기하라면 유제품을 들 수 있다. 우유를 비롯한 유제품들은 열량이 굉장히 높다. 요즘 음식들 중에는 우유가 들어가는 경우가 상당히 많다. 빵, 과자, 아이스크림은 물론이고, 커피에도 넣어 마시고, 크림소스 속에도, 여러 요리에서 쓰거나 신맛을 떨어뜨리기 위한 소스에도 많이 사용한다. 요구르트, 치즈, 버터 소비량도 굉장히 많다. 우유가 성장기 때는 일부 필요한 면이 있지만, 성장기가 지난 20대 이상이 되어서도 계속해서 매일 먹다시피 하면 몸 내부에서 소화시키지 못한 열량은 쌓이고, 열처럼 되어서 위로 올라간다. 유제품을 자주 먹는 식습관은 한 번쯤 점검해보고 넘어가야 할 필요가 있다.

탈모가 진행되는 사람은 당연히 과식도 피해야 하고, 야식은 금물이며, 술과 담배도 끊다시피 줄여야 한다. 술의 기운은 당연히 열 현상으로 위로 뜨면서 몸을 피곤하게 만들어 탈모 진행을 빨리 만든다. 담배는 말초혈액 순환을 방해하는 대표적인 물질이다. 혈액 공급을 잘 안 되게 만들어서 영양공급이 안 되어 모근을 푸석하게 만드는 일등공신이다.

좋은 음식을 제대로 잘 먹어서 혈액 공급을 원활하게 해주는 것이 무엇보다 중요하다. 혈액이 풍부해져 남아도는 것으로 모발이 만들어지니, 잘 먹고 잘 흡수해야 한다. 검은색 음식들 (검은콩, 검은깨, 블랙베리, 포도, 가지, 다시마 같은 해조류 등)은 기운의 속성상 신장에 작용하는 음식들이다. 모발은 신장의 기운이 좋아져야 풍성해지니 이런 음식들이 많이 부각된다. 그런데 검은색만 먹는다고 해서 신장이 팍팍 좋아지는 것이 아니다. 검은 기운의 속성이 신장에 작용한다 해도 다른 오장의 기운이 골고루 좋아져야 균형이 맞아져서 더 흡수가 잘 된다. 그러니 강조하고 싶다. 음식은, 갖가지 것들을 골.고.루. 먹어야 한다!

그다음, 피로 관리가 중요하다. 한국 사람들은 지나치게 일을 많이 해 급기야 정부에서 근무 시간을 제한하는 법까지 만들기도 했다. 일을 줄이는 것까지는 참 좋은데, 지금까지 휴식에 익숙하지 않다가 갑자기 휴식을 하려다 보니 잘 못하는 것 같다. 몸에 피로가 쌓이면 부신의 기능이 떨어져서 호르몬의 균형이 무너진다. 이것은 또 면역문세까지 일으킨다. 부신 기능이 떨어지고 면역이 나빠지면 몸에서 미열이 발생한다. 미열이 계속해서 발생하면 몸도 지치게 되고 열의 속성상 역시 두피를 마르게 한다.

피로와 함께 부신기능을 떨어뜨리는 또 하나의 큰 원인이 스트레스다. 부신에서 나오는 코르티솔이라는 호르몬은 몸이 스트레스를 받을 때 몸을 보호하기 위해서 분비된다. 과도한 스트레스는 이 호르몬을 팍팍 분비시키고, 급기야 고갈되면 스트레스를 이겨내지 못하게 된다. 또, 부신의 호르몬은 낮에 많이 분비되고, 밤에는 회복하는 시간을 가진다. 낮에 업무가 과중하고 스트레스가 많은 상황에서 업무가 밤까지 이어지고 스트레스가 풀리지 않는다면, 이 호르몬이 계속해서 심하게 분비될 것이다. 그래서 밤에 잠을 잘 자는 것도 회복을 위해서 아주 중요한데, 잠을 줄여서라도 일을 하려는 사람들이 많아 호르몬 불균형이 회복되지가 않는다.

스트레스가 과도하면 몸의 자율신경 균형도 무너지게 되고 여러 가지 이상한 증상들이 생기는데 그중에 하나가 탈모다. 특히, 자율신경 조절 실패로 인한 면역 저하가 원인이 되면 원형탈모가 생긴다. 일반탈모도 그렇지만 원형탈모가 생긴다면, 충분히 휴식을 취하면서 스트레스 관리에 신경 써야 한다.

# 눈의 각막도
# 피부다

최근 피부의 건조증은 눈에도 심각한 영향을 미치고 있다. 노안이 되어 눈이 침침해지는 것이야 세월을 탓하지만, 수많은 젊은 사람들도 눈이 흐려지고 뻑뻑한 느낌에 눈을 비비기 일쑤다. 안구 건조증으로 고통을 호소하는 사람들이 늘고 있다. 안구 건조증은 눈 주변의 눈물샘이 막히거나 말라서 수분 공급이 안 되어 생긴다. 눈물샘의 활동을 도와주고 위로 뜨는 열을 식혀주면 안구 건조증이 많이 완화될 수 있다.

건조한 피부에 기를 보충하는 방법은 만지고 비비고 두드려주면 된다. 마사지를 잘 해주면 기운이 전달되어 피부에 생기가 돈다. 피부를 자주 만져주고 비벼주면 혈액 순환이 되어서 그렇다. 건조하고 가려운 피부뿐만 아니라 탈모에도 두피를 자극하면 도움이 된다. 안구 건조증에는 어떨까? 눈 안구 부분을 직접 비벼 자극할 수는 없기 때문에 눈 주변 혈자리를 자극해주면 된다. 눈 주변 혈자리를 자극하면 눈으로 가는 혈액 순환도 좋아지고 눈물샘의 활동도 활발해져서 수분 공급을 도와주고 각막에 기름칠을 할 수 있다.

양손바닥을 충분히 비벼서 따뜻해질 때 눈앞에 가만히 대고 온기를 느껴보는 것을 자주 해보자. 그러고 나서 손끝으로 눈 주변의 뼈를 빙 둘러서 꼼꼼히 눌러준다. 양쪽 관자놀이는 눈 주변의 혈관에 영향을 크게 미치는 곳이다. 손바닥으로 둥글게 비벼주면서 관자놀이를 풀어주자. 뒤통수 목에서 이어져 머리 쪽과 만나는 딱딱한 부분은 눈의 시신경에 영향을 준다. 피로감이 겹쳐도 이 부분이 단단해진다. 약간은 무게감이 있는 도구나 주먹으로 해도 좋은데 이 부분을 제법 강하게 마사지해서 풀어주고 나면 눈이 환해진다.

눈의 열기를 떨어뜨리는 약초 중에서 가장 구하기 쉬우면서도 효과도 좋은 것이 결명자다. 결명자는 간의 열을 떨어뜨려주어서 눈의 열기도 줄여준다. 각막은 폐 기운의 영향을 받지만, 눈 자체의 혈액 공급은 간이 주관한다. 간이 힘들면 눈에서 직접적으로 드러난다. 피로가 가장 먼저 나타나는 곳이 눈이다. 피로가 겹쳐 간이 지치면 간의 열증이 눈을 피곤하게 만들고, 그 열기로 인해서 폐 기운이 영향을 받아 각막이 건조해진다. 열만 잘 식혀줘도 건조함이 훨씬 덜하다. 간의 피로도 덜어주고 눈의 열기도 떨어뜨려주는 결명자는 힘이 강한 약재가 아니기 때문에 꾸준히 달여 마셔주어야 한다. 힘이 약하다는 것은 다른 면으로는 안전하다는 뜻이기도 하다. 마치 보리차처럼 편안한 느낌으로 꾸준히 음용하다 보면 피로도 덜해지고 눈도 맑아질 것이다.

기운은 역시나 쉬어주는 것이 최고다. 요즘 안구 건조증이 많아진 것은 스마트폰의 영향이 크다. 눈이 피로하다면, 우선 폰을 보는 시간을 줄이는 것에서 시작해야 한다. 하루 중에서 눈을 편안히 쉬게 해주는 시간이 얼마나 되는가? 푹 자고 쉬는 시간도 확보하면서 건조증을 치료해야지 매일 힘들 정도로 눈을 혹사하면서 간단한 방법으로 안구 건조증을 치료하려는 것은 욕심이다.

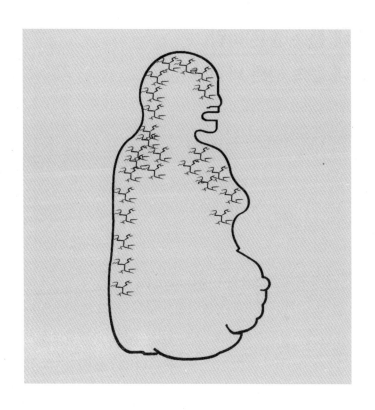

---

몸에서 열이 계속 발생하여 폐가 선풍기 같은 역할을 해서 조절을 하는 데 실패하면 건조증으로 변한다. 건조한 증상은 보통 피부로 많이 드러난다. 피부 건조증, 가려움증뿐만 아니라 두피로 올라가 생기는 탈모와 눈이 침침해지는 안구 건조증도 이런 이유 때문이다. 몸의 수분을 채워주는 약으로는 맥문동을, 눈을 피로하게 만드는 열을 식히는데는 결명자를 추천한다.

# 내 몸속 좋은 바람,
# 내 몸속 나쁜 바람

한쪽은 열이 나고 다른 곳은 열이 없으면 기압에 차이가 생겨난다. 공기는 압력이 높은 곳에서 낮은 곳으로 움직이게 되고, 이 움직임을 바람이라 한다. 기압의 차이가 클수록 바람의 강도도 세어진다. 공간 속의 공기뿐만 아니라 물체가 가득 찬곳은 압력이 높고, 비어 있는 공간은 압력이 낮다. 그래서 산과 산 사이로 산골바람이 불고, 건물과 건물 사이에 골바람이 분다. 온도와 압력, 물성의 차이 등 여러 조건에 의해서 바람의 세기와 형태가 달라진다. 산들산들 부는 바람도 있고, 태풍같이 휘몰아치는 바람도 있다. 산들바람은 환기시키고 먼지를 없애고 이 장소와 저 장소를 소통되게 한다. 바람이 없으면 공기가 정체되어 탁해진다. 태풍은 나무를 뿌리째 뽑고, 전봇대를 날려버리듯이 여러 피해를 발생시키기도 하지만, 녹조를 없애고 바닷물도 정화되어 자연계에 꼭 필요한 것이 태풍이다. 바람은 아래보다는 위에서 훨씬 더 많이 분다. 아래쪽은 기운이 안정되어 있고, 위쪽은 아래쪽에 비해 상대적으로 기운이 약하다. 바람은 기운이 강한 곳에서 약한 틈으로 타고 들어가 취약한 부분을 흔든다. 단순히 바람만 이동하는 게 아니라 물체들을 함께 쓸어간다. 치우지 않고 가만히 놔두면 쓰레기 더미가 생길 수도 있다. 바람의 차이는 강도도 다르지만 성질도 다양하다. 따뜻한 곳에서는 열풍이 불고, 차가운 곳에서는 살을 에는 바람이 불며, 건조한 바람, 습한 바람처럼 다양한 성질의 바람이 있다. 바람은 혼자보다는 다른 성질의 기운을 함께 끌고 다닌다.

이렇듯, 풍風이라는 것은 바람의 성질마냥 움직이는 흐름을 뜻하는 문자다. 물결의 흐름도 풍이고, 물건이 움직이는 것도 풍이다. 고속도로에서 차들이 움직이는 것도 기운으로 표현하자면 풍이다. 정체 없이 소통이 원활하면 좋은 풍이고, 과속하거나 정체되면 나쁜 풍이다. 몸에서는 혈액 순환, 기혈 순환, 림프 순환 같은 순환의 상태가 풍이 된다. 순환이 순조로우면 별탈이 없지만, 순환되는 것이 막히거나 세찬 것이 생기면 풍에 의한 질환이 생긴다. 감기 같은 약한 풍도 있고, 구안와사같이 얼굴이 돌아갈 정도로 강한 풍이 있으며, 중풍처럼 엄청난 풍병도 있다.

풍은 다른 것도 끌고 다닌다. 차가운 기운은 뼈 속을 파고들고 이것을 풍한에 의한 병이라 한다. 관절염, 통풍 같은 질환이 그것이다. 습한 기운은 살을 찌게 하면서 순환장애를 만드는 풍습병이 된다. 지방간이나 고지혈증, 당뇨, 고혈압 같은 만성 질환이 해당한다. 얼굴로 열이 오르면서 풍열병을 만들어 열꽃이 피고 지루성두피염이 생기고, 열과 바람이 함께 해서 건조하게 만드는 조병으로 피부 건조증, 탈모 등을 일으킨다.

머릿속 두뇌회전이 좋아 순환이 잘 되면 봄바람처럼 좋은 풍이다. 머리 쪽의 기운은 둥글어서 순환이 매끄럽고, 두뇌회전이 빨라야 하면서 다른 어느 곳보다 기운 소통이 더 원활해야 하는 곳이다. 몸의 맨 위에 있기 때문에 불안정해서 움직이는 기운인 풍의 영향을 많이 받는다. 바람이 위쪽의 나뭇가지에서 더 요동치듯 사람 몸에서 풍의 기운은 상부인 머리 쪽으로 갈수록 불안정해진다. 움직이는 것은 안정된 기운으로 잡아주어야 흔들리지 않는다. 이런 원리로 정신적인 문제(두뇌의 불안정)가 생겼을 때 몸(안정)이 건강하면 치료가 더 빠르다. 목뼈의 문제도 목뼈만 살펴볼 것이 아니다. 목뼈는 작고 약한 데다 위에는 거대한 머리가 얹혀져 있다. 머리의 무게는 상당한데 이걸 떠받치고 있는 것은 목뼈 중에서도 두번째 목뼈 하나고, 나머지 여섯 개의 목뼈들이 유기적으로 잘 움직여서 머리를 비롯해서 목 안의 무수한 신경과 혈관들 그리고 어깨로 이어지는 조직들까지 관리하느라 힘을 쓴다. 몸에서 목뼈들의 무게를 보완하는 것이 등뼈와 허리뼈다. 맨 아래 골반과 허리뼈가 안정되게 받쳐주어야 목뼈도 역시 안정감있게 움직일 수 있다. 그래서 목뼈에 문제가 생기면 목뼈 자체만 볼 것이 아니라 허리뼈도 같이 치료하고, 더 아래까지 내려가 무릎과 발목까지 함께 생각해서 접근해야 근본적인 치료가 된다. 상부의 불안정은 하부의 안정이 기반이 되어야 튼튼해진다.

몸의 맨 위 얼굴과 머리는 항상 풍에 의한 병이 들기 쉬운 상태에 놓여 있다. 공간이 비어 있는 곳에 바람이 들어가듯 몸 안에서 기운이 약한 곳으로 바람, 즉 풍의 기운이 스며든다. 그래서 허한 곳으로 나쁜 기운이 침범하는 상태를 풍에 의한 병으로 분류한다. 양의 불안정을 음의 안정으로 잡아주듯, 움직임은 안정이 뒷받침되어야 제대로 기능할 수 있다. 상부의 불안정한 기운을 만들어내는 것이 풍이다. 풍은 따뜻한 봄바람처럼 움직이면 편안하고 생기가 돈다. 너무 잠잠해서 움직이지 않으면 순환이 정체되고 두뇌 회전이 안 되고 기혈 소통이 막힌다. 기억력이 감퇴되고 목과 어깨 주변이 뻣뻣한 것도 풍의 기운이 약해져서라고 본다. 풍이 약한 것도 병이겠지만, 대부분의 풍병은 너무 세차서 생긴다.

## 감기

우리는 평소에 기운을 느끼지 못하는 것이 정상이다. 몸이
불편하다는 것은, 평소에는 느껴지지 않고 기능하던 부분의 존
재감이 의식될 때를 뜻한다. 가령, 코로 숨 쉬는 것을 못 느끼
고 그냥 숨 쉬어야 하는데, 숨 쉴 때마다 쌕쌕거린다. 그러면 숨
쉰다는 것이 느껴진다. 콧물이 나면 불편함을 느끼고 코를 의
식하게 된다. 이럴 때를 비염이나 천식이라고 부른다. 귀로 들
리는 소리는 그저 자연스럽게 들려오고 '귀가 있다'는 존재감
이 없어야 하는데, 평소에 들리지 않던 '삐이' 하는 소리가 들
려 귀의 존재가 의식되어 불편한 것이 이명이다. 통증도 불편
함이다. 몸뚱어리의 존재감을 못 느끼고 편안하게 살아야 하는
데 한 곳이 아프면 그쪽의 존재감이 유독 드러난다.

아프다는 것은, 그 부분에서 보살펴달라고 울면서 신호를
보내서 존재감을 부각시키는 행위다. 인간관계도 비슷한 것 같
다. 서로간의 존재가 의식되지 않고 자연스러우면 관계가 편안
해지는데 유독 의식해야 하고 일부러 챙기는 관계는 불편한 관
계거나 계약이 얽힌 관계다. 조직에서 서로가 할 일을 각자 잘
마무리하고 이어 받아서 하면 존재에 대한 의식 없이 시스테믹

하게 짜여 돌아간다. 이런 조직이 건강한 상태다. 누구 하나 불거져 나오고, 일을 엉망으로 처리해서 그곳의 일을 다른 사람들이 하느라 허덕여서 존재를 의식하게 되면 시스템이 망가진 것이다.

몸의 시스템도 마찬가지다. 심장은 혈액을 펌프질하고, 간은 혈액을 받아 저장해서 독소를 해독하고, 폐는 그 기운으로 호흡기를 통해서 일하고…. 오장육부와 각 조직들이 편안하게 유기적인 시스템을 이루고 있으면서 별문제가 없으면 건강한 것인데, 심장이 불규칙하게 박동을 일으켜서 존재를 의식하게 되고, 간이 해독을 못 해내서 딱딱해져 낯빛이 검어지고, 폐가 나빠 연신 기침을 해대면서 자기를 보살펴달라고 신호를 자꾸 보내면 몸의 시스템이 망가진다. 이것이 병이다.

모든 병의 시작은 각 부분의 불편한 기운을 느끼는 것부터 진행된다. 기운을 느끼는 것, 바로 감기가 모든 병의 시작이다. 감기感氣라는 말의 어원을 보자. 느끼고 의식하는 감, 기운 기, 즉, 기운을 느낀다는 뜻이다. 평소에는 몸에서 일어나는 기운을 못 느끼지만, 기운이라는 존재를 의식하는 상태, 이때가 감기다. 보통 감기는 추운 기운이 몸에 들어오면 발생하는데 몸 안에서 추위를 막기 위해서 열을 내뿜는 것을 느끼는 상태를 일컫는다. 그러다 코에서 기운을 느끼면 코감기, 목에서 느껴지면 목감기로 되는 것이 우리가 바이러스(외부의 나쁜 기운)로 앓는 일반적인 감기다.

큰 병도 처음에는 기운과 면역이 떨어지는 감기부터 시작한다. 그런 기운을 초기에 느껴서 사인을 포착해내 관리하면 미리 예방할 수 있다. 평소에 느끼지 않는 기가 느껴져 '요즘 이상하군' 하는 사인이 드러나는 것을 관찰하는 것부터가 시작이다. 간편하게 MRI 통에 들어가서 스캔을 하는 방법도 있겠지만, 느낌이 들 때마다 일일이 그 통 속에 들어갔다 나오려면 여러 가지로 이만저만 낭비가 아닐 것이다.

추운 기운이 들어오거나 피곤한 상태에서 무리한 후에 오한이 들고 으슬으슬한 기운을 느끼는 감기를 한의학에서 풍風에 의한 병으로 분류한다. 가벼운 감기는 풍에 의한 기운으로 생기고, 여기다 열이 겹치거나, 한이나 습이 겹치는 상태에 따라서 여러 다양한 감기로 발전한다. 차가운 한의 기운이 몸에 강하게 침범해서 굉장히 괴롭히는 것이 독감이다. 한의학에서 수천 년 동안 감기와 독감을 잘 치료해온 것은, 지금의 바이러스에 해당하는 것을 풍과 한 등의 기운으로 해석해서 수많은 약초들을 실험한 결과이다.

가벼운 감기는 풍의 기운이 처음 몸속으로 들어온 상태다. 식은땀이 조금씩 흐르고, 어지럽기도 하며, 콧물이 흐르고, 기침을 한다. 풍은 기운이 허한 곳으로 침범하기 때문에 평소에 내 기운이 약한 부분이 또렷해진다. 목이 약한 사람은 감기가 항상 목감기로 와서 기침과 가래로 고생을 한다. 목이 쉬고 기침과 가래가 잘 끓는 사람은 신장의 기운이 약해서 그렇다. 밤에 잠을 잘 못 자거나 항상 피곤함을 잘 느끼고 피로회복이 잘 되지 않는 사람은 신장 쪽 기운이 약해져 목 쪽으로 감기가 잘 든다. 목소리를 많이 사용하는 것도 신장 기운을 많이 소모하게 된다. 가수, 아나운서, 성악가, 뮤지컬과 연극배우, 교사, 강사, 성우 등의 직업을 가진 사람들은 목소리를 많이 써서 목이 나빠지기도 하고, 목까지 기운을 끌어올리기 위해서 신장 기운을 무리하게 쓰기 때문에 목이 더 잘 상한다.

목이 약한 상태에서 감기가 찾아오면 풍이 목으로 들어가서 기침과 가래를 유발한다. 어떤 사람은 감기가 오면 항상 코감기로 온다. 폐 기운이 약하고 체온 조절 능력이 약하면 호흡기가 탈이 나고 콧물 조절이 안 된다. 이런 사람들이 감기가 들면 약한 부분인 폐와 코에 걸린다. 몸 전체에 기력이 모자라고 피곤함이 겹치면 온몸에서 반응이 생긴다. 으슬거리고 오한이 드는 몸살 감기에 잘 걸린다. 이런 상태에서 소화기까지 약하면 뼈마디와 살갗까지 전기가 통한 듯 찌릿거리며 관절이 아프다. 내가 약한 부분, 기가 허한 부분에 풍이 침범해서 그 부분을 돌봐달라고 의식하게 만든다. 약한 부분을 침범하는 것은 풍의 속성이다. 그리고 먼지와 쓰레기를 휩쓸고 다니듯 다른 기운을 끌고 들어가서 괴롭힌다. 바람은 건물과 건물 사이 텅 빈 공간 약한 부분으로 쌩쌩 분다. 나무나 물체에 직접 부딪히지 않고 말 그대로 바람처럼 흘러서 기운이 약한 부분으로 흘러가서 휘몰아친다. 살짝 거친 바람이 온몸의 기운이 약한 부분에 돌아다니는 모습이 감기다.

감기의 풍을 일으키는 원인은 몸 내부의 열이다. 그리고 몸 안에서 열이 나게 만드는 원인은 바깥에서 밀려오는 차가운 기운이다. 차가운 기운을 막기 위해서 몸에서는 열을 낸다. 차가운 기운 속에 바이러스가 실려 몸에 들어오려 할 때, 몸속 기운이 강한 사람은 바이러스를 물리치지만, 약한 사람은 바이러스가 몸 내부에 착륙한다. 적군이 우리나라에 들어오려 하면 거세게 반응하며 중요한 거점을 지키기 위해 국소적인 전투가 발생한다. 대규모 전쟁이 일어나면 온 나라가 들썩인다. 바이러스가 적군이라면 면역이라는 군대를 동원해서 물리치려 한다. 전투가 일어나면 총도 쏘고, 칼도 부딪히면서 이곳저곳이 혼란스럽다. 백혈구나 림프구들이 싸우면서 몸에서는 열을 낸다. 평소에는 체온으로 따뜻함을 유지하면서 생명력이 지켜지지만, 이렇게 외부에서 나쁜 것(차가운 기운, 바이러스)이 들어오면 열을 내게 된다. 염증 반응에 의한 열은 풍의 기운을 만들어서 몸에서 감기의 현상으로 드러나게 된다.

이럴 때, 우리는 열을 어떻게 꺼야 할까? 열이 난다고 해서 물을 끼얹져버릴 것인가? 열은 염증 반응에 의해서 일어나는 것이 맞긴 하지만, 그 열을 만드는 것은 면역체들이 한창 열심히 일을 하고 있어서이기도 하다. 열심히 면역 군대가 나와서 전투를 벌이고 있는데 그만 싸우도록 만들면 적군이 더 설칠 수 있다. 이럴 때 우리 편 군대의 면역을 돕기 위해서 원조물자를 공급하면 어떨까? 면역을 돕기 위해서 백혈구를 몸 안으로 집어넣을 수는 없다. 대신 우리가 할 수 있는 방법은 기를 불어넣는 것이다. 기운이 좋은 약초를 달여 마시고, 충분히 휴식을 취하면서 푹 자고, 편안한 음악과 분위기, 적절한 긴장 그리고 물리적으로 따뜻함을 즐기는 것이 기를 불어넣는 것이다.

열이 날 때 열을 식히는 해열을 하는 것이 아니라 오히려 따뜻하게 만들어준다고? 맞다. 몸을 따뜻하게 하면 기가 좋아져서 면역 상태가 더 나아진다. 열이 난다는 것은 기운을 내고 있는 활동이기도 하고, 바이러스 활동을 막아주기 위해서이기도 하다. 바이러스는 온도가 높아 열이 나거나 너무 낮아 차가운 곳에서는 정상적으로 활동하지 못한다. 몸이 바이러스와 싸우기 때문에 열이 나기도 하고, 기운을 짜내 싸우는 힘도 열에서 나오고, 열이 나면 바이러스가 활동을 못 하게 되니 오히려 열은 감기일 때 필요한 것이다. 이렇게 열에 대한 내용을 통해 볼 때 내 몸의 면역 활동을 더 좋게 만들어서 나의 군대에 힘을 실어주는 방법을 동원하는 것, 동양에서 몸에 대한 생각은 이렇게 접근한다.

이러한 원리가 와전되어 세간에는 감기 걸렸을 때 소주에 고춧가루 타서 마신 후 보일러 틀어놓고 이불 뒤집어쓰고 자면 낫는다는 민간처방이 나왔다. 원리상으로 본다면 완전히 틀린 말은 아니지만, 알코올 기운은 몸의 기운을 잠깐만 올려놓고 오히려 해치기 때문에 그다지 권할 만한 작전은 아니다.

감기일 때 열을 치료하면서 항상 이렇게만 하는 것은 아니다. 때로는 찬물을 확 끼얹어주는 해열법을 써야 한다. 면역 활동이나 염증 반응이 지나쳐 체온이 너무 올라 자칫 열이 내 몸을 공격할 수가 있다. 열에 의한 풍이 심해져 뇌를 침범하면 뇌세포 단백질 변성이 일어날 수도 있고, 정신이 혼미해지고, 뇌수막염 같은 큰 풍에 의한 병으로 발전한다. 이럴 경우에는 차가운 약을 쓰고 물리적으로도 시원하게 만들어서 열을 식혀주어야 한다. 문제가 생길 때 그것을 해결하기 위해 한 면만 생각하는 것이 아니라 경우에 따라서 다각도로 생각할 수 있는 유연한 사고가 몸공부에는 반드시 필요하다. 한의사는 열을 도와

줄 것이냐 열을 꺼버릴 것이냐 사이에서 엄청나게 고민한다. 몸의 건강에 체온이 차지하는 비중이 상당히 크기 때문이다. 열을 도와주다 자칫 탈진되거나 급성열로 바뀔 수도 있고, 열을 떨어뜨리다 면역을 해치고 기력을 떨어뜨려 장기적으로는 손해가 될 수 있기 때문이다.

기를 올려서 체내의 열을 따뜻하게 해주는 한약초 중에 구하기 쉬운 것을 소개하자면 황기를 들 수 있다. 황기는 기를 보충하고 모공 상태를 조절하여 체온을 조절해주는 약초다. 감기에 걸려 기운이 약해지고 밥맛을 잃으면서 식은땀을 삐질삐질 흘리면 황기를 달여 먹어 도울 수 있다. 황기의 성분을 도와주려면 꿀을 발라줘가며 노릇노릇하게 구워준다. 이런 로스팅 방법을 밀자蜜炙라고 한다. 생황기보다 꿀을 발라 로스팅한 황기는 기운을 보해주는 성분이 더 많이 나온다.

이에 반해 차가운 성질의 약으로 열을 꺼버리는 해열 약초는 황련이다. 황련은 중추신경 작용을 진정시키고, 혈압을 떨어뜨리며, 강력한 살균 작용으로 바이러스를 막아준다는 연구 결과가 있다. 소염 작용이 있어서 몸의 모든 염증 소견에 가장 먼저 생각하는 한약초다. 황련 외에도 황금이나 황백 같은 약초들도 열을 잘 떨어뜨리는데, 이런 약초들이 배합되어 해열을 하는 명처방이 바로 황련해독탕이다. 이름만 들어도 독소가 빠져나가 염증이 줄어들 것 같지 않은가.

몸살이 나면서 소화기가 나빠질 때도 두 가지 경우를 생각해볼 수 있다. 소화기를 편안하게 하고 위장관 기능을 도우면서 몸을 따뜻하게 하는 한약초는 생강이다. 흔히 몸살 감기 초기에 생강차를 마시면 속이 따뜻해지면서 몸살 기운이 스르르 풀리는 것을 경험하곤 한다. 생강은 다른 약초들과도 조화를 잘 이루기 때문에 한의학 처방 곳곳에 생강이 쓰인다.

반대로 소화기의 열을 꺼뜨려서 치료해야 할 때도 있다. 감기 몸살이 나면서 근육이 단단하게 굳고 으슬으슬한데 속에 열이 나서 힘들 때는 갈근을 쓴다. '갈근' 하면 '무슨 약재지?' 하고 한참 생각할 수 있겠는데, 칡이라고 하면 금방 알아들을 것이다. 칡의 뿌리를 약초 명으로 '갈근'이라고 부른다. 갈근은 산기슭 곳곳에 넓은 잎을 퍼뜨리는 덩굴식물이다. 뿌리가 굉장히 깊어서 처음에는 호미로 파다 점점 깊이 들어갈수록 어느새 삽을 들고 있는 자신을 발견할 수 있다. 칡을 전문적으로 생산하는 곳은 아예 포클레인을 동원할 때도 있다. 한여름에 땀을 뻘뻘 흘리며 고된 일을 하다 칡을 발견해서 뿌리를 반으로 탁 하고 분질러서 한 입 베어 물면 그렇게 기분이 좋을 수가 없다. 달달한 전분이 가득해서 수분이 입안에 확 퍼지면 갈증도 해결되고 기운도 난다. 이 칡이 위장의 열도 식혀주고, 근육도 부드럽게 만들어준다. 감기 몸살일 때 근육이 아프고 굳으면서 소화기에 열이 나서 힘들 때는 갈근을 처방하여 좋은 효과를 볼 수 있다.

이렇듯 감기에 걸렸을 때 어떤 기운들이 발생했는지를 근본적으로 따져서 조절하면 더 정밀하게 치료할 수 있다. 열이 난다고 무턱대고 열을 꺼뜨리면 나의 면역도 나빠지고 바이러스를 더 살기 좋게 만들 수도 있다. 그렇기 때문에 열날 때 열을 식혀버리면 당장 편할 수는 있지만, 장기적으로 볼 때는 조심해서 판단해야 한다. 따뜻한 원조가 더 필요한지, 사태를 확 평정해버릴 극단적인 조치가 필요한지를 종합적으로 판단해야 환자에게 정말 도움이 될 수 있겠다.

감기일 때 풍의 기운을 직접 조절해주는 약초들도 있다. 감기 치료를 할 때에는, 열이 나거나 콧물, 기침 등이 있을 때 그 방면을 치료해주는 약초와 함께 풍을 직접 조절해주는 약초들을 배합하면 훨씬 빨리 낫게 된다. 풍증을 조절해주는 대표적인 약초가 방풍이다. 방풍은 이름만 들어봐도 풍을 막아줄 것 같다. 막는다, 방어한다는 뜻의 방防에 풍병을 뜻하는 풍風이 이 약초의 이름이다. 보통 바닷바람이 세차게 부는 곳 바위틈에서 많이 자라는데, 그런 바람도 이겨낸다고 해서 방풍이라는 이름이 붙었다. 그런 기운이 남아 몸에서도 풍을 막아주는 것일까?

한의학에서는 바닷가 벼랑 끝, 바람이 휘몰아치는 곳에 있는 방풍이 효능이 더 많다고 설명한다. 현대 과학으로도 식물이 외부의 공격을 막기 위해서 뿜어내는 것이 항산화 물질인지라 척박한 환경에서 자란 식물이 영양소를 더 많이 머금는 것이 밝혀지게 되었다. 6월에 개화하기 이전 4~5월쯤 따뜻한 봄철에 난 여린 잎을 따 나물로 무쳐 먹는데, 시장에서도 방풍나물이나 갯기름나물로 구할 수 있다. 초고추장 푸욱 찍어 한 잎 먹으면 향긋한 향이 입안을 감돌면서 봄철 나른함을 이겨낼 수 있다. 약재로 사용하는 부위는 뿌리지만, 잎을 많이 먹어도 풍증에는 참 좋다. 가벼운 감기, 기관지염, 폐렴뿐만 아니라 가벼운 풍으로 인한 근육통, 관절통, 신경경련, 피부가려움, 구안와사, 중풍까지 여러 풍증 질환에 두루 효과가 있는 약초다.

### 구안와사, 와사풍

풍으로 인한 나쁜 기운이 호흡기 계통으로 침범하면 가벼운 감기부터 깊은 폐렴까지 다양한 감기 증상이 나타나는 것을 살펴보았다. 풍으로 인한 기운이 더 깊이 들어가면 어떤 증상이 있을까 살펴보자.

나쁜 풍의 기운이 신경절 쪽으로 들어가는 경우가 있다. 기운이 약할 때 신경절에 염증이 생기면 이 틈을 타서 풍이 침범한다. 우리는 신경에서 여러 가지 감각을 느낀다. 그중에서 가장 싫어하는 감각이 통각이다. 아픈 것을 좋아하는 사람이 어디 있겠는가. 신경 부분이 약하면 풍의 기운이 이 부분으로 쓰윽 타고 들어가 통증을 만들어내니 참 괴롭다. 신경은 여러 군데 있어서 어느 부분에 침범하느냐에 따라서 증상이 조금씩 다르다.

얼굴에는 신경이 정말 복잡하게 얽히고설켜 있다. 몸의 어느 부분보다 예민하다는 것은 신경이 그만큼 많다는 반증이기도 하다. 눈, 귀, 코, 입은 하루 종일 맡은 바 책무를 다 하기 위해서 정말로 열심히 움직인다. 하는 일이 많다는 것 역시 신경 분포가 많고 혈액 유입이 많아야 한다는 뜻이다. 얼굴의 신경이 하는 여러 일 중에 하나는 양쪽 균형을 맞추고 있는 것이다. 얼굴의 왼쪽과 오른쪽에서 팽팽하게 잡아당겨 긴장 상태를 유지해야 양쪽의 균형이 맞아진다. 얼굴의 신경 중에서 귀 뒤를 통과해서 귀 바로 앞쪽의 뼈를 나와 눈썹, 뺨, 입술로 퍼지는 7번 신경이 아주 크다. 이 신경에 염증이 생기면 균형이 무너져서 한쪽 얼굴이 돌아간다. 팽팽하게 유지하고 있던 힘의 균형이 무너져 정상적인 쪽은 계속 힘차게 당기고 있는데 염증이 침범한 쪽은 힘이 쭉 빠져버려 반대쪽으로 쑤욱 딸려 올라가버린다.(口眼喎斜, 구안와사) 신경절에 염증이 생기는 정도면 중간 정도

강도의 풍이다. 이런 질병을 와사풍 혹은 구안와사라고 부른다.

몸의 기운이 딸리면 머리로 올라갈 기운이 모자란다. 피곤하고 지쳐 있을 때 허한 기운이 머리 쪽으로 타고 들어가 신경에 염증을 일으키는 것이 와사풍(구안와사)이다. 맞다. 술 마시고 추운 곳에서 자고 일어난 다음 날, 유난히 야근이 많아서 피곤한데 소화도 안 되고 잠자리도 불편한 후에, 스트레스를 굉장히 받아서 신경쓰며 끙끙 앓고 났을 때, 왠지 요즘 기운 달린다는 느낌을 받는데 멀리 출장까지 다녀오고 난 후에 아침에 일어나 보니 한쪽 얼굴에 감각이 이상해지는 그 질병이다. 양치를 하는데 한쪽 뺨이 얼얼하고, 가글하려고 물을 마시는데 한쪽으로 주르륵 흘러내려서 이상하다 하고 거울을 보면 입이 홱 돌아가 있고, 눈이 안 감긴다. 이런 상태는 머리 쪽 풍의 기운이 조절이 안 되어 생기는 것이다.

구안와사가 오기 전 몸이 허한 느낌이 있지만 생활을 하다 보면 이를 놓치기 쉽다. 대부분 '이 정도 피로야 다들 가지고 있는 것 아니겠어?' '이번만 넘기면 좀 쉬자, 나이가 드니까 슬프군' 하면서 무시한다. 풍은 기운이 허한 곳으로 다른 나쁜 기운들을 몰고 들어간다. 바람이 빈 곳을 향해서 끊임없이 흐르듯, 몸에서 나쁜 기운들도 계속해서 몸에서 허한 곳을 찾아 다닌다. 피로를 이겨내며 일하는 것은 아름다울 수 있지만, 몸이 망가지면 그 일이 허사가 된다. 특히, 풍의 기운이 침범하면 태풍 지나간 자리가 황폐해지듯 타격이 참 크다. 얼굴에 온 구안와사는 생활에서 자신감을 뚝 떨어뜨린다. 가뜩이나 외모가 중요해진 세상인데, 얼굴 한쪽이 홱 돌아가 있으면 얼마나 자신감이 떨어지겠는가. 하루 이틀도 아니고 몇 주 동안이나 지속되고 100% 예전처럼 돌아가지도 않으니 절망 속에 시간을 보낸다. 가끔 치료 시기를 놓쳐서 굳어진 채로 그대로 사는 경우도 종종 있다. 손상된 신경은 회복이 안 되지만, 다른 신경들을 자극해서 최대한 원래 얼굴 형태로 돌려놔야 한다. 보통은 2~3주 안에 80% 이상까지 회복되어야 예후가 좋다. 만약 3개월 이상 굳은 채로 있다면 정말이지 회복이 어렵다고 봐야 한다.

병이 생기고 치료하려 들면 고달프니 그 전에 내 몸에서 나타나는 사인에 주목할 필요가 있다. 구안와사의 대부분이 귀 뒤에서 타고 들어오는 신경절에 염증이 침범한 벨 마비지만, 그 외에도 다양한 원인이 있다. 대상포진이 귀 주변으로 생겨도 역시 신경절을 마비시키고, 얼굴에 외부적인 충격이 와도 생길 수 있다. 간혹 물혹이 안면신경을 누르기도 하고, 때로 치아의 염증이나 중이염으로 인해서 안면신경이 손상되기도 한다. 이럴 때 몸에서 나타나는 증상이 몇 가지 있다. 이 증상들을 주목해보자. 안면 신경은 귀 뒤에서 들어와 귀 앞으로 나와서 다시 위로 눈썹과 중간의 뺨 사이 그리고 입꼬리 쪽으로 뻗어나간다. 눈썹 쪽의 안면신경이 손상되면 눈 주변이 떨린다. 때로 마그네슘이나 칼슘 등이 부족해서 근신경 전달력이 약해져서 떨리는 경우도 있는데 이 역시 영양소 부족으로 인해서 허해진 쪽에 풍이 침범한 것과 같이 해석된다. 우리 몸에서 신경과 혈관이 가장 예민한 곳이 바로 눈 주변이다. 눈 주변에 혈관 상태를 보고 전신의 혈액 순환을 점검하고, 눈 아래 다크서클로 피로를 점친다. 눈에서 나오는 기운이 온몸 신호를 대변하는 1번 창구다. 눈 아래가 떨리고 눈꺼풀이 떨리는 것을 마냥 대수롭게 여기지 말자. 눈뿐만 아니라 얼굴 근육도 씰룩씰룩 떨릴 때가 있다. 뺨 쪽으로 흐르는 안면신경에 손상이 생겼을 경우다. 눈과 뺨 사이 튀어나온 뼈 주변이 얼얼하고 감각이 무뎌진 느낌도 생긴다.

무엇보다 가장 중요한 전조증상은, 귀 뒤의 감각이다. 큰 신경이 이쪽으로 들어오기 때문에 대부분의 구안와사 전에는 이곳에 감각이상을 느낄 수 있다. 유양돌기라고 부르는, 귀 뒤 툭 튀어 나온 뼈 바로 뒤 말랑말랑한 부위가 신경이 들어가는 입구다. 묵직하다, 뭔가 평소랑 다르다, 통증이 있다, 따끔따끔하다, 아린다 등등, 이 부분의 느낌이 무언가 평소와 다르다. 피로감을 많이 느끼고, 목이 뻣뻣한 듯하면서 이쪽에 감각이상이나 통증 비슷한 느낌을 느낀다면 재빨리 조치를 취해야 구안와사를 막을 수 있다.

만약 이 부분의 느낌이 안 좋아서 예방조치를 하려면 무엇보다 가장 중요한 것이 쉬는 것이다. 무조건 쉬자. 푹 자자. 피로 푸는 데는 머리를 비우고 자는 것이 일순위다. 하루 일 더 하려다 몇 달 일을 망칠 수 있다. 빨리 하던 일을 손에서 놓고 많이 쉬어주자. 그리고 따뜻한 핫팩을 만든다. 온기가 느껴져 피부를 데우는 정도가 아니라 뜨끈해서 근육층까지 열기가 전해져야 한다. 핫팩을 귀 뒤와 뺨 부분 그리고 목까지 대주면서 이 부분의 온도를 높여주자. 허한 곳은 온도가 떨어지기 마련이다. 물리적으로도 기운이 떨어지면 운동 에너지가 약해지고 온도가 낮아지기 마련이다. 풍은 차가운 기운과 결합해서 침범하는 경우가 많은 것이 그 이유다. 허한 곳은 따뜻하게 해서 기를 보충해준다. 그다음으로 할 것이 목과 어깨 주변을 스트레칭하거나 가벼운 마사지를 해주는 것이다. 뻣뻣한 곳은 신경과 혈액의 기 순환이 더 잘 안 된다.

또 하나 꼭 기억해야 할 것이 있다. 바로 과식하지 않는 것이다. 왜 머리 쪽의 기운이 허해졌을까? 한쪽의 기운이 강하니 다른 쪽의 기운이 약해지는 것이다. 머리 기운이 허해졌다면, 몸의 기운이 지나치게 강해서이다. 몸에 기운을 가둬두는 행위

중에 하나가 과식하는 것이다. 얼굴에 생기는 병은 위장과 연관이 있다고 했다. 이목구비를 제외한 얼굴 면面에 생기는 현상들은 대체로 위장의 기운과 관련이 있다. 위의 열이 뺨에 뾰루지와 여드름을 만들고, 식사를 많이 하는 사람은 볼살이 많고, 환자분들이 식사를 제대로 못하면 뺨이 푹 팬다. 과식을 해서 위완부에 지나치게 기가 몰려 열이 생기면 상대적으로 얼굴로는 기운이 허해져 풍이 올라가기 쉽다.

과식도 경계하는데 술은 더 위험하다. 술은 위장의 열기를 확 올릴 뿐만 아니라 전신의 기운을 빼앗기도 한다. 평소에 열정적으로 일하던 볼살 두둑하고 덩치 좋은 분이 피로가 쌓여 얼굴이 돌아가 있었다. 3주 만에 원래의 모습으로 90% 정도 나아지게 해드리니 순조롭게 일터로 복귀했지만, 사람들을 못 만나겠다며 두어 주 동안 자신감을 잃은 모습이어서 안타까웠다. 문제는, 낫자마자 다시 또 열정적으로 일에 몰입한다는 것이었다. 일을 좋아하고 책임감 강한 모습은 좋아 보였다. 다만, 적절히 휴식을 취하지 않아 또다시 이러한 병이 찾아올까 진심으로 안타까웠다.

# 중풍이라는
# 병
___

감기는 약풍, 구안와사가 강풍이라면, 태풍처럼 아주 강한 풍이 머리를 때리는 증상이 있다. 중中이라는 글자는 '가운데'라는 뜻뿐 아니라 '중심에 정확하게 딱 맞아떨어지다'라는 의미가 있다. 중풍은 머릿속 위험한 혈관 부위에 풍의 기운이 정확하게 때려서 아주 강한 증상이 드러난 것을 말한다.

중풍은 두 종류가 있다. 하나는 피가 혈관 바깥으로 흘러나오는 뇌출혈, 또 하나는 반대로 혈관 안에서 고여서 혈류 흐름을 막아버리는 뇌경색이다. 중풍이 뇌혈류 순환의 장애지만 처음부터 뇌 쪽의 혈류에 문제가 생긴 것은 아니다. 몸속 혈류에 순환장애가 있고, 이때를 놓치고, 점점 올라와 목 쪽 경동맥 혈류순환에 장애가 생기고, 또 증상을 놓친 다음, 뇌 쪽의 혈류순환까지 문제가 생기게 된다. 이것이 바로 풍이 점점 커지는 현상이다. 바람 현상을 가만히 보고 있자면, 땅바닥에서 시작한 작은 회오리가 위로 올라가다 보면 휙휙 세게 돌고, 점점 커지면서 공중에서 돌개를 만들어낸다. 아래쪽에서는 작은 나비의 날갯짓이 점점 커져서 허리케인을 만들어내는 격이다. 몸의 바닥 안정부에서 생긴 혈관 속 염증이 점점 커지면서 상부 불안정한 머릿속 혈관으로 커져나간 현상이다.

중풍도 전조 증상이 있다. 손가락 끝, 그중에서도 첫번째, 두번째 손가락이 찌릿거리면서 감각에 이상이 생기고, 손가락 움직임이 둔해지거나, 입과 눈이 비뚤어지며 말이 잘 안 되거나, 가슴이 답답하고 가래를 계속 뱉게 되는 전조증상(中風微漸, 중풍 전조증상)이 있다. 여기까지는 동의보감에 적혀 있는데, 몇 가지 중요한 증상을 더하자면, 혀끝이 마비되고, 언어가 어눌해지며, 어지러움과 두통을 심하게 느끼고, 평형감각이 무너지는 것들이 모두 중풍이 일어나기 전의 전조증상들이다. 이것마저 놓친 상태에서 술을 많이 마신다든지, 밤을 새워 일을 한다든지, 신경쓰고 스트레스를 엄청 많이 받는 일에 노출이 되든지 해서 몸이 고단해질 때 기운이 약해진 뇌 쪽으로 풍이 탁 치고 들어가는 것이 중풍이다.

중풍은, 눈앞이 캄캄하거나 빙빙 도는 어지러움을 느끼고,

실제로 졸도하는 경우도 많으며, 얼굴 혹은 몸에서 한쪽이 마비되며, 혀가 말리거나 발음을 정확히 못하는 증상 등이 동반된다. 가끔 술을 한잔해서 발음이 어눌해지면서 앞으로 쓰러져 자는 경우, 술에 취해서 혀가 꼬이고 조는 것으로 알고 치료 시간을 놓치는 경우가 있다. 뇌졸중은 세 시간 안으로 응급조치를 해주어야 예후가 좋은 편이다.

풍이 생기는 조건은 열이다. 자연계에서는 열의 차이가 온도와 기압의 차이를 만들어 바람처럼 움직이는 현상을 만든다. 몸 안에서는 장부와 인체 조직의 온도와 기운의 차이가 그런 흐름을 만들어낸다. 그래서 동의보감 조문에서 열은 풍을 생기게 한다고 하였다.(熱生風, 열이 풍을 생기게 한다) 섭생을 잘 하지 못하면 심장의 화가 마구 치솟는데 이때 신장의 물 기운이 다스려주면 나아지지만 그렇지 못하면 화의 불길이 계속 오른다. 화는 위로 솟아오르고 풍을 만들어낸다. 이 열기가 아주 심하면 머리끝까지 풍을 몰아 올려서 중풍 정도로 심한 타격을 입힐 것이다.

희(기쁨), 노(노여움, 화냄), 사(근심, 걱정, 여러 생각을 많이 하여 지나치게 깊음), 비(슬픔), 공(공포) 같은 감정에 의해서도 열이 생기고 이어서 풍이 만들어진다. 감정은 풍을 만들어내는 아주 중요한 요소다. 감정이 일어나기 전에는 마음이 착 가라앉아 있는데, 감정이 만들어지면 기운이 떠서 열을 발생시킨다. 풍을 만들어내는 감정은 특히 더 위로 뜨는 경향이 있다. 너무 기뻐해도 열이 난다. 깔깔깔 웃으며 박장대소하는 모습은 참 좋아 보이지만 계속해서 그렇게 하지는 못한다. 시도 때도 없이 계속해서 웃고 다니면 미쳤다고 할 것이다. 지나친 웃음은 심장의 기운을 상하게 한다.(喜, 기쁨) 너무 많이 웃으면 심장을 상하게 한 열이 위로 뜬다.

화내는 것은 감정이 열을 만드는 것을 보여주는 대표적인 사례다. 드라마나 영화에서 보면 큰 스트레스를 받을 때 뒷목을 잡고 '억' 하면서 쓰러지는 경우가 있다. 의학적으로는 이렇게 뒷목 잡고 쓰러져서 곧바로 일어나는 경우는 드물다. 중풍의 여러 모습 중에서도 일과성뇌허혈장애가 있을 때 뒷목에서 쫙 타고 올라와 당겨서 쓰러질 수 있지만, 이때는 팔을 들기가 힘들다. 그러니 억하며 팔로 뒷목을 잡는 경우는 풍보다는 스트레스를 많이 받았음을 상징적으로 보여주는 행동이다. 스트레스가 해결되지 않고 지속되면 계속해서 생각을 일으킨다. 이 생각들은 근심, 걱정이 되고, 다시 스트레스로 돌아온다. 오래된 근심 걱정은 비위를 상해서 입맛을 잃게 한다.(思) 이런 지속적인 스트레스는 감정의 열을 만들어서 머리에 풍을 일으킨다. 슬픈 일이 생겨 꺼이꺼이 울 때 폐를 덮고 있는 어깨와 등짝이

들썩들썩거린다. 슬픔이 오래되면 폐 기운을 상한다.(비) 여러 스트레스 중에 공포가 주는 강도는 매우 크다. 공포를 느낄 만한 일이 별로 없어서 다행이지 여러 감정 중에서 가장 깊은 상처를 남기는 것이 공포다. 공포의 감정은 신장을 상하게 하여 (공) 온몸의 기운을 빼앗고 침체되게 한다. 슬프거나 공포스러운 상태에서 기운이 빠져 허한 상태에 풍의 기운이 깃들어 머리 쪽으로 공격해간다. 감정을 조절하는 데 실패하면 스트레스가 되고 이 상태는 열의 상태를 조장하고 풍을 만든다. 요즘 식으로 이야기하면 스트레스로 인해서 부신피질이 손상당하고, 스트레스 조절 호르몬에 교란이 와서 혈관 염증이 일어나고 혈액 순환에 장애가 발생하는 것이다.

또, 몸속 노폐물을 뜻하는 습한 기운도 열을 조장해서 풍을 만든다. 그래서 중풍에 잘 걸리는 사람은 마른 사람보다 살찐 사람이다.(肥人多中風, 비만인 사람에게 풍이 잘 걸린다) 살이 쪄 있다는 건, 몸속에 독소가 많다는 것이다. 몸속의 독소는 열을 만들고, 열은 다시 풍으로 이어진다. 예전만 해도 중풍에 걸려서 응급으로 실려오는 분들은 살집도 있고 얼굴이 벌거면서 성질 꽤나 급할 법한 분들이 많았다. 그런데 요즘은 살이 찌건 안 찌건 몸속의 독소가 누구나 비슷하게 쌓여 있다. 중풍을 조장하는 독소인 습은, 옛날에는 겉으로 드러나 뚱뚱하고 배가 나온 사람들이었지만 요즘은 안에서 생긴 내장지방이 엄청나게 많아졌기 때문이다. 거기다 혈액 순환을 방해하는 혈관에 낀 때(혈전)도 많아졌다. 조선시대까지 가지도 않고 불과 30년 전의 한국 사회만 해도, 살이 쪄서 배가 나온 모습은 부유함의 상징이었다. 이제는 그때처럼 못 먹고 사는 시대가 아니다. 지금은 영양 과잉인 시대다. 마른 것처럼 보여도 내장지방은 많아 마른비만인 사람도 제법 많다.

이렇게 몸 안의 독소가 혈액 순환을 방해하고 혈관의 찌꺼기인 혈전을 만들어 염증을 일으키고 계속해서 연쇄 반응이 일어나 경동맥을 막고, 더 위로 올라가 뇌 쪽의 혈관을 막거나 터뜨리거나 하게 된다. 그래서 현대인들이 중풍을 예방하기 위해서 미리 주의해야 할 사항이 혈압, 당 수치, 혈관 염증이다. 그리고 이와 연관된 질환이 고혈압, 당뇨, 고지혈증이다. 그런데! 혈압이 높아지고, 당이 높아지고, 혈액이 탁해졌을 때 어떤 방법으로 고칠 것인가? 혈압을 낮추고, 당을 떨어뜨리고, 혈액을 맑게 만드는 화학 물질로 조절할 것인가 아니면 내 몸의 자연적인 치유력을 높여서 스스로 혈압과 당을 조절하고 혈액을 맑게 만들 것인가. 전자는 손쉽고 값싸며 평상시처럼 살아가면 된다. 반면 후자는 귀찮고, 많은 노력이 필요하며, 생활습관을 돌아보고 반성하면서 다른 패턴으로 살아야 한다. 거기다 자연의 산품인 약초들은 화학적인 약품에 비해서 굉장히 비싼 경우가 많다. 자, 여러분의 선택은 어떤 쪽인가? 손쉽고 편한 전자를 선택해야 할 것 같은데도 불구하고, 당연히 후자가 더 훌륭하다는 것을 안다. 왜, 어떤 가치 때문일까?

이런 논란의 중심에 혈압약, 혈당강하제, 고지혈증약이 있다. 혈압약 한 알 톡 털어 넣으면 손쉽게 120~80이라는 수치가 유지되는데 왜 그걸 못 먹게 해요? 당 조절이 안 되어서 공복 혈당이 200 가까이 되는데 혈당강하제를 먹지 말고 있어 보라니요? 콜레스테롤이 높으면 콜레스테롤 수치를 낮추는 약을 먹어야 하지 않나요? 이러한 물음은 어떻게 보면 너무나 당연하게 여겨진다. 결론부터 말하자면, 필요하면 복용해야 한다. 위급한 상황, 조절이 안 되는 때라면 도움을 받아서 균형을 맞추면 안심이 된다. 하지만, 여기서 전제가 되어야 할 것은 '위급한 상황'이거나 '조절이 안 되는 때'이고, 한 번 검토해볼 말은 '도움을 받아서', '안심'이다.

위급한 상황이면 당연히 무조건적으로 투여해야 한다. 그런데, 혈압이나 당, 혈관 속 문제 같은 이런 질환들은 장기적인 관리가 필요한 증상이다. 위급한 상황은 이 증상들을 방치했을 때 나타난다. 위급한 상황까지 되도록 만든 것이 문제인 것이다. 다시 말해서 평소에 관리하면 위급한 상황은 안 오거나 최소한으로 발생한다. 아마도 사람들이 가장 두려워하는 것이 이 위급한 상황인 것 같다. "혈압약을 먹다 끊으면 중풍이 온다던데요." "누가 혈압약 먹다 며칠 쉬었는데 산에서 쓰러져서 응급실 갔대요"라는 풍문이 퍼져 있다. 공포는 사람의 감정 중에서 마음과 뇌리에 가장 깊숙이 박히는 감정이다. 혈압약과 중풍을 연결시켜서 하나의 소설 속 현상이 만들어져 공포감을 퍼뜨렸다. 수많은 한의사, 의사 들이 진료하면서 그게 아니라고 말씀드려도 이미 조성된 공포는 트라우마를 남기고 확대 재생산 되어 또 다른 스토리를 만들어낸다.

이쯤에서 이 한마디를 꼭 기억하자. '혈압 때문에 중풍이 생긴다기보다는, 중풍이 생길 때 혈압이 높아지는 것'이다. 중풍이 생기기 직전 뇌를 보호하기 위해서 혹은 온몸의 혈액 순환을 보완하기 위해서 혈압을 높이는 것이지 혈압'만'이 원인이 아니라는 것이다. 혈압을 높아지게 한 원인이 원인이지, 혈압 자체가 원인이 아니다. 혈압 관리를 못하면 혈관 내벽에 압력을 받아서 손상이 일어나 염증이 생길 것이고, 이로 인해서 중풍이 생길 수 있는 것은 맞다. 그러니 혈압을 평소에 조절해야 하는 것은 너무나 이치에 맞다. 그런데, 식습관, 운동, 수면, 스트레스 관리만으로도 충분히 조절되는 혈압을, 이러한 시도를 하기도 전에 억지로 떨어뜨려서는 '마치 정상으로 유지되는 것처럼 보이는' 상태를 만드는 것은 눈 가리고 아웅하는 것이다. 회사에 문제가 엄청나게 발생했는데 회계 장부를 조작해서 겉으로는 잘 돌아가게 보이고, 집안이 풍비박산이 났는데 옷 말끔하게 입고 다닌다고 해결이 된 것이 아니다.

　"혈압약은 꼭 필요한 순간에 잠깐 복용하시고 혈압이 정상적으로 유지되면 복용 중단하시구요, 평소 생활습관을 바꿔서 혈압을 스스로 관리하는 능력을 키워야 합니다"라는 말은 한의사뿐만 아니라 주변의 내과 의사 선생님들도 다 같이 하는 말이다. 내 몸의 상태와는 상관없이 오른 혈압을 억지로 끌어내리는 것이 몸을 오히려 상하게 할 수도 있다. 또, 먹는 음식, 활동과 운동, 수면상태와 스트레스를 점검하지 않고 그대로 유지하면 혈압이 높아진 원인은 없어지지 않기 때문에 점점 더 높이 올라간다. 이와 함께 혈압약 개수를 높이는 것이 정상인가? 그러면 혈압 '수치'는 정상일지 몰라도 다른 부분들이 나빠져서 혈관에 염증은 또 발생한다. 생명은 유기체이기 때문에 한 곳에 생긴 고장은 다른 곳에서 보완하려 하고 자연 치유력이 발생해서 어떻게든 정상으로 만들려고 한다. 혈압이 높아지면 수치를 떨어뜨리더라도 혈압이 높아진 상태는 몸에서 알게 된다. 거기다 혈압약 때문에 자연 치유력이 안 생길 수도 있다. 혈압약을 꾸준히 챙겨 먹어도 중풍이 생기고, 어느 날 갑자기 쓰러진다. 중풍이 생길 때 내 몸이 그것을 이겨내려고 혈압이 높아지는 상태를 보고서 그 둘만 이어 붙여서 공포를 조장하는 것은 말이 안 된다. 보다 근본적으로 생명 현상을 파악해서 올바른 관리를 할 수 있도록 해야 한다. '혈압약을 먹지 마세요' 가 아니라 '혈압약을 먹지 않아도 충분히 혈압을 조절할 수 있으니 그것부터 실천해보세요'가 의사로서 정확한 지도다.

고혈당, 고지혈증도 마찬가지 논리다. 혈당이 높아진다고 당을 떨어뜨리는 약을 쓴다면, 췌장의 인슐린 조절 기능이 점차 마비된다. 내 스스로 할 수 있는 일을 원조받아서 하다 보면 일을 해야 할 기관들이 퇴화한다. 자꾸만 혈당강하제를 복용해야 하고, 의존이 되며, 점점 양이 늘어나야 한다. 왜 먼저 식습관을 바꾸고 운동하면서 푹 쉴 생각은 못 하는가. '당뇨가 되면 못 고친다'는 말도 전설처럼 퍼져 있는 말이다. 수많은 사람들이 식이조절과 운동을 하면서 당뇨를 벗어나 건강한 생활을 하고 있는데도 그런 합리적인 사례는 묻혀버리고, 못 고친다는 전설만 퍼지고 퍼져 공포감을 조성한다. 그 결과 내과의원을 와서도 한의원을 와서도 혈당 떨어뜨리는 간편한 약을 찾아서 이리저리 다닌다.

당뇨 치료는 시간이 꽤 오래 걸리는 치료다. 몇 년 혹은 수십 년에 걸쳐서 몸의 기능이 망가져 일어난 결과다. 그런데 당뇨를 치료하러 오는 분들은 두세 달 만에 혈당이 뚝 떨어져 정상혈당을 찾기를 원하니, 답답할 때가 있다. '여주니 누에니 당뇨에 좋다는 것을 다 찾아 먹어요'라고 하면서도 평소에 식사 습관은 당뇨가 걸릴 만하게 하고 있다. 운동은 하지 않고 무언가 마법의 약 같은 것을 먹어서 혈당이 뚝 떨어져주기를 바라지만 정상적인 몸은 그리 호락호락하지 않다. 만약 뭔가를 먹자마자 혈당이 뚝 떨어진다면 그 뭔가는 분명 부작용을 일으킬 것이다.

요즘 고지혈증 환자가 무척이나 많아졌다. 한국에 갑상선암 환자들이 세계 최고로 많은 이유 중에 하나가 너무나 작을 때부터 다 찾아내버리는 과잉진료 때문이라는 논란이 있듯이, 혈관 속에 조금의 기름기를 인정하지 못하는 건 아닐까 생각해본다. 게다가 지질, 콜레스테롤에 관해서는 수많은 이론이 있고, 학설이 수없이 바뀌는 것 같다. 최근에 발표된 것에 따르면 LDL이 몸에 좋다고까지 하는 연구도 있다. 얼마 전까지 LDL은 나쁜 콜레스테롤이기 때문에 줄이면 줄일수록 좋다고 했다. 그런데 어느 날 어떤 곳의 연구에 의하면 좋을 수도 있다는 발표가 나온다. 한때는 총콜레스테롤에 신경 쓰다, 어느 날 콜레스테롤 종류에 신경 썼다가 이것이 좋았다 저것이 나빴다 하다 보니 환자들은 정신 없이 혼란스럽기만 하다.

간단하게 말해, 피가 깨끗하고 맑으면 되는 것 아닌가. 피가 맑으려면 피를 만드는 재료인 음식물이 맑아야 하고, 만드는 기관이 정상적으로 활발하면 된다. 역시나 먹는 음식을 잘 조절하고, 운동하면서 푹 쉬는 것이 우선이다. 콜레스테롤 수치를 떨어뜨린다는 스타틴 계열의 약들에 대한 부작용도 만만찮게 보고되고 있다. 콜레스테롤이 문제가 되기도 하고, 콜레스테롤을 없애는 물질이 몸에 나쁘기도 하다. 꼭 처방받아야 할 경우도 있지만, 그 전에 반드시 우선되어야 할 것이 생활습관이다. 고지혈증 환자들은 음식을 많이 신경쓰는데, 기름기가 많은 음식들을 피하는 경향이 있다. 식물성 기름은 오히려 권한다. 식물성 기름에 있는 베타시스테롤 같은 식물성 콜레스테롤은 몸속에서 먼저 작용을 하기 때문에 나쁜 작용을 하는 콜레스테롤이 흡수되는 것을 막아준다.

기름 성분보다 더 안 좋은 것은 당분이다. 현대인들은 당분을 지나치게 먹는다. 당분은 콜레스테롤에도 안 좋고, 혈당 조절에는 직접적인 영향을 미치며, 혈관을 상하게 해서 혈압 조절에도 안 좋다.

콜레스테롤 조절에서 너무나 중요한 요소가 있는데, 바로 수면이다. 채식주의자인 데다 운동도 하고 있는데 콜레스테롤 조절이 안 되는 경우는 수면양이 적거나(최소 6시간 이상) 스트레스가 너무 많아 수면의 질이 안 좋은 때가 많다. 콜레스테롤은 간에서 합성이 된다. 한의학에서 간은 스트레스와 피로를 회복하는 장기다. 잠 못 자고 일 많고 스트레스가 크면 간이 회복되지 않아 콜레스테롤도 잘 못 만들어진다.

한의학의 장점이 의학적인 부작용은 거의 없는 천연 약초나 경락을 통해서 자연적인 힘과 내부의 기운을 끌어올린다는 점에 있다 생각한다. 뇌의 혈관 작용에 문제가 생기는 것을 풍의 역할로 보고 풍을 다스리는 경락과 약초를 사용해서 치료하면 후유증을 최소한으로 줄일 수 있다.

지금까지 풍의 특징을 살펴본 것처럼 풍의 작용은 대부분 상부에서 일어난다. 감기도 폐를 비롯해서 얼굴 쪽이고, 구안와사도 얼굴의 병이며, 중풍은 머리 쪽이다. 이 외에 몸 전신에 생기는 풍의 증상들은 풍의 기운이 다른 기운들을 끌고 돌아다니면서 생기게 한다. 그러니, 화 같은 다른 기운을 다시 한 번 떠올려보면 더 명확히 알 수 있을 것이다.

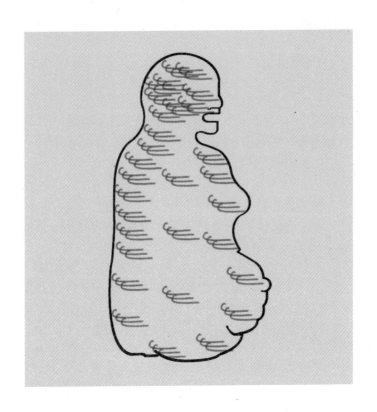

열의 차이는 기운의 차이를 만들고 바람을 일으킨다. 몸에서 혈액 순환의 움직임을 담당하는 것은 간이 한다. 간이 피로해져서 가벼운 바람이 생기면 작은 혈관과 신경들을 예민하게 만들어 감기가 된다. 더 많이 피곤해지고 힘들어서 신경절에 침범한 조금 센 바람은 구안와사(와사풍)나 대상포진을 만든다. 피로가 극도에 다르고 혈액 순환이 나빠진 것을 방치하여 뇌 쪽으로 아주 강한 영향을 미쳐서 뇌혈관에 문제를 일으킨 것이 중풍이다.

# 촉촉한 기운,
# 습

촉촉한 물기는 생명력을 상징하지만, 축축한 습기는 생명을 썩어가게 한다.

물기가 없는 건조한 곳에서는 생명체가 자라기 힘들다는 것을 건조함을 다룬 부분에서 충분히 살펴보았다. 반대로 습기가 많은 곳은 생명체가 잘 자라지만, 지나치게 많아지면서 독소 또한 덩달아 생겨난다. 습기 가득한 열대우림 지역의 밀림은 질퍽질퍽한 땅 덕에 걷기도 힘들다. 해충과 독충들도 어마어마하게 많다. 습기가 많으면 곰팡이도 잘 피고 썩는 속도도 빠르다. 물기 속에 해로운 세균과 바이러스도 잘 살기 때문이다. 식물들은 무성하게 피어 있으면서 칭칭 감기도 하고 한껏 늘어뜨리며 잎을 활짝 펴서 습도를 조절한다. 습한 습지에 사는 생명체들은 모양도 해괴하다. 식물들도 희한하게 생긴 모습들이 많다. 갖가지 색깔이 현란하게 보이고, 반점이 뚜렷해서 식물을 먹는 곤충이나 새, 동물 들에게 '나를 먹으면 괴로울 것이다'라며 경고한다. 벌레 같은 조그만 것들을 잡아먹는 식충식물도 있다.

축축함은 아래로 고이고, 고였다 썩고, 썩은 것이 열을 내면서 주변을 더럽힌다. 썩기 시작하면 벌레들이 모여서 해체하고 이것이 다시 더럽고 끈적하며 축축함을 만든다. 밀림까지 가지 않아도 집을 청소하다 보면 습기가 미치는 영향을 알 수 있다. 음지 습한 곳은 어김없이 곰팡이가 핀다. 세면실과 화장실이 같이 있는 요즘의 집 구조 덕에 그 부분은 항상 습하면서 구석에 곰팡이 때가 형성되어 있다. 주방 개수대 주변도 마찬가지다. 남향으로 지은 집이 아니라면 따뜻한 볕이 잘 안 들면서 비슷한 현상이 생긴다. 도시 근교에 주말에만 가는 집을 산속에 지었다가 습기 때문에 낭패를 보는 경우를 종종 본다. 일주일만 비워놓고 환기를 안 시키면 문을 여는 순간 곰팡이 냄새가 훅 하고 들어온다. 목조로 된 곳은 썩어 있고, 이런 부분에는 어김없이 벌레들이 줄줄이 나온다.

습기의 성질은 아래로 처지고, 고이며, 움직이지 않으면 썩는다. 썩으면 곰팡이 같은 것이 생기고 열을 만들어내어 주변을 오염시킨다. 벌레 같은 것들이 꼬이면서 악순환을 만든다. 조직을 괴사시켜 생명력의 근간을 흔드는 것이 습기다. 습기가 가득 찬 곳은 밑뿌리가 흔들려 무너진다.

　사람 몸에서 생기는 습기도 이렇게 무섭다. 몸속 습기는 아래로 처져 배로 쌓이고, 다리를 붓게 한다. 자연계에서뿐만 아니라 몸속에 실제 곰팡이를 만들어낸다. 습기로 인한 열은 근본 에너지원인 화로 인해서 생긴 좋은 역할을 하는 열과는 다르다. 이 열은 오염된 열이고 독소다. 몸에서는 염증 반응과 가스, 호르몬 교란 등으로 드러난다. 세포 조직의 순환이 엉망이 되어 생명력을 갉아 먹는다. 우리 몸에서 습기로 인한 것은 지방과 비슷한 개념이라 결국 비만의 문제로 이어진다.

　1997년 세계보건기구WHO에서는 비만을 치료해야 할 질병으로 분류했고, 최근에는 신종 전염병으로까지 규정했다. 비만을 질병으로 인식하고 선포한 것은 개인적인 문제에 경종을 울린 일이었고, 전염병은 이에 더해 비만이 한 개인만의 일이 아니라 사회적인 문제라고까지 인식한 것이다. 30년 이전에 굶어서 힘든 사람들이 많았고, 세계보건기구 발표 이전인 20년 이전에는 툭 튀어 나온 배가 부의 상징이었던 것을 생각하면 엄청난 변화다. 세계보건기구에서 발표한 통계에 따르면

BMI(체질량지수)를 기준으로 파악해볼 때 전 세계 인구 중 10억 명가량을 비만 인구로 추정한다. 현재 영양 결핍으로 고통받는 인구가 7~8억 명 정도로 추정되는 것에 비해볼 때 놀라운 숫자라고 아니할 수 없다.

2014년에는 전 세계 114개국 나라들 인구의 절반이 과체중이라 발표했고, 2016년 우리나라에서도 '제1차 당류 저감 종합 계획'을 선포했으며, 미국을 비롯한 덴마크, 헝가리, 인도 등 몇 나라에서는 설탕, 소금, 지방이 많은 가공음식에 부가가치세를 더하는 소위 '비만세'를 도입했다. 곳곳에서 비만과의 전쟁을 선포한 것이다. 비만으로 인한 여러 가지 만성질환들은 한의학에서 '습'의 기운으로 인한 문제로 귀결한다. 습한 기운은 쌓이다 독소를 만들고 혈액 순환을 방해하면서 결국 조직과 기관을 무너뜨린다. 습을 말려서 비만을 치료하는 여러 가지 방법으로 접근하여 근본적으로 해결해야 건강한 백세시대를 맞을 수 있다.

동의보감에는 비인肥人이라는 표현이 있다. 이 비인에 관한 조문들을 보면서 비만 상태의 살이 찐 사람의 특징을 살펴보자.(여기서는 비인과 비만인을 구별 없이 쓰겠다.) '비만한 사람은 기허하므로 차가운 기운을 생기게 하고, 차가운 기운은 습하게 만들며, 습한 기운은 노폐물(담)을 생기게 한다. 그래서 비만인은 한습

증(차고 습이 많아 생기는 병의 증상들)이 많다'고 하였다.(肥瘦辨病論, 비만
인 사람과 마른 사람의 병을 구분하는 것에 대한 이론)

　한의학에서 비만을 불러오는 근본적인 원인은 기운이 허약
한 상태라고 본다. 물론 많이 먹은 것이 직접적인 이유지만, 잘
먹어도 대사가 잘 되면 살이 찌지 않는다. 대사가 떨어지고, 영
양소 불균형으로 인한 상태가 기운이 약한 상태다. 그로 인해
서 붓고 정체되고 노폐물이 쌓여서 생긴 살이 비만이다. 이런
연유로 식사량만 조절한다고 해서 근본적으로 다이어트, 즉 치
료되지 않는다. 단순히 식사량만 조절한 결과는 요요로 끝맺음
을 한다.

　근본적으로 비만을 치료하려면 기운을 보해주는 치료가 반
드시 필요하다. 약초와 제대로 된 치료를 통해서 기를 보해 대
사를 활발하게 하고, 채식 부족으로 인한 영양소 균형을 바로
잡아주어 근본적으로 체질을 개선해야 한다. 잘 먹는다고들 하
지만, 요즘 많이 먹는 것들의 내용 역시 문제다. 생명의 기운이
살아 있는 음식을 먹어서 내 몸에서 그 좋은 기운을 받아서 먹
어야 신진대사가 활발해지는데, 식품 첨가물 같은 생명의 기운
이 없는 음식물들로 잔뜩 먹다 보니 내 몸의 기운도 따라서 줄
어든다.

　같은 편에서 이르길, '비만인은 살이 연한데 살이 연하면 병

이 낫기 어렵다'고 하였다. 살이 찐 사람들은 살이 연약하다. 살이 연약하다는 것은 한의학적으로 관찰하는 진단법으로 볼 때 기운도 역시 약한 것이다. 기운이 약하니 스스로의 힘으로 낫게 하는 면역력이 떨어지고, 치료를 하더라도 병이 낫기 어렵게 된다. 비만이 되어 내장지방이 생기고, 물살이 흔들거리면 몸에 독소가 가득하다. 예전에는 먹는 것이 적더라도 근기가 강해서 육체노동을 하더라도 기력 쓰는 것이 활발했다. 젊더라도 비만한 상태가 되면 몸속 독소로 인해서 효과적으로 활동할 수 없다. 그래서 치료 방면에서 여러 번 강조를 한다. '살이 찐 사람은 기가 허하고 담(노폐물)이 많으므로 담을 없애고 기를 보해야 한다.'(肥瘦用藥, 비만인 사람과 마른 사람에게 약을 적용하는 법).

몸에서 습을 조절하는 장부는 비위다. 비위가 어느 부위일까? 비위는 비장과 위장으로 나뉜다. 위장은 누구나 아는 부위다. 밥을 먹으면 식도를 따라 쭉 내려가서 잠깐 위에 담기고 소화액을 받아 음식물을 소화(화학적 소화 작용)시킨 후 연동운동(물리적 소화 작용)을 통해서 그다음 십이지장을 시작으로 소장으로 넘어간다. 중간에 음식이 그득하게 저장되는 부분, 밥을 먹으면 윗배가 볼록 나오는 부분, 체하면 아픈 명치를 아프게 하는 부분이 바로 위장이다.

그런데 비장은, 지금의 해부학적인 장부로는 딱히 '이것이다' 할 만한 곳이 없다. 혹자는 췌장이다, 누구는 이자다,라고 하지만, 사실 비장은 한 장기를 말하는 것이 아니다. 동의보감 비장문에는 '비장의 형태가 말발굽 같고, 위완을 둘러싸고 있는데, 토의 모양을 상징하였다'(脾形象, 비장이 생긴 모양)라고 했다. 실제 해부학적인 모습 중에 위장을 감싸고 있는 장기는 없다.

　　동의보감에 있는, 오장육부의 생김새에 대한 표현이 살아 있는 장기가 기능적으로 움직이는 모습을 말한 것이라는 점을 고려해볼 때, 꼭 드러난 모습만 적은 것은 아닐 것이다. 비장문의 첫 번째 비장의 형태를 살펴보는 데는 마지막 문구가 더 도움이 되겠다. '비라는 것은 도와준다는 뜻이다. 위아래에 있으면서 위장의 기운을 도와서 음식이 잘 소화되게 한다. 위장은 주로 받아들이고, 비장은 주로 소화시킨다.' 즉, 위장에 음식물을 받아들인 후 이를 소화시키는 것을 총칭하는 장기가 비장이다. 그렇기 때문에 화학적 소화 작용을 일으키는 침, 간과 담낭, 췌장과 이자, 장에서 나오는 소화액들도 비장이라 부를 수 있으며, 물리적 소화 작용을 뜻하는 혼합운동과 연동운동 역시 비장이다. 즉, '소화 작용' 자체가 비장이다. 간도 비장이고, 담낭도 비장이라는 점은 해부학적으로 이 장기와 저 장기를 구분해서 이름 붙이는 습성이 있는 현대의 생물학적인 견해에서는 조금 의아한 일일지도 모른다. 동양에서 생각하는 의학적 세계와 동의보감과 한의학 텍스트를 올바르게 읽어내려면, 이런 개념적인 터미놀러지(terminology, 용어에 대한 정의)에 대한 이해가 먼저다. 용어는 같아도 뜻은 다른 점이 현대에서 한의학과 양의학 간에 혼란을 일으키는 주범 중 하나다. 어쨌든, '비위가 약해서 더러운 것을 보면 속이 울렁거려요'라고 말하는 건, '비장의 소화 작용이 약해서 위장으로 음식을 못 받아들이기 때문에 속을 울렁거리게 해서 방어하게 돼요'라는 뜻이다.

비위의 소화 작용이 원만하지 않으면 몸에서 습한 상태가 유발된다. 한의학에서 이 부분을 '비장의 양기 부족으로 운화 작용이 안 되어 담을 만들어낸다'고 하는데, 쉽게 말해서 소화력이 부족해서 독소, 찌꺼기, 노폐물이 몸속에 많이 남게 된다는 뜻이다.

'소화'라는 작용은 우리 몸에서 에너지를 만들어내는 근원이고, 아주아주아주 복잡한 단계를 거친다. 음식물이 소화가 안 되면 기운이 안 생겨 에너지가 없다. 복잡한 단계 중에서 하나라도 잘못 되면 소화 작용에 문제가 생긴다. 간혹 체해서 배가 아프거나, 장염에 걸려서 설사를 쏟아내는 것은 소화 작용 자체에 문제가 생긴 것이라기보다는 잠깐 소화기에 이상이 생긴 것이다.

습한 담이 생길 정도로 소화 작용에 문제가 있는 상태란, 비장의 기능인 소화액, 소화력, 장점막, 심리적인 상태 등등 여러 가지가 장기적으로 문제가 생겨서 이어졌을 때를 말한다. 당장에 통증이나 변비, 설사처럼 드러나는 것이 없을 수도 있다. 음식물이 소화가 안 되면 찌꺼기가 되는데 이것이 변의 형태로 바깥으로 배출이 되면 다행이다.

습으로 인한 담은, 찌꺼기가 바깥으로 빠져나가지 못하고 몸속에서 독소가 된 것이다. 찌꺼기로 남은 노폐물은 장 속에 남아서 정체되어 염증을 일으킨다. 염증은 소화기관뿐만 아니라 혈관에도 만들어 혈액 순환을 방해한다. 지질이나 혈관의 만성 염증으로 생긴 콜레스테롤, 혈관벽의 탄력이 떨어지고 압력이 조절되지 않는 고혈압, 이들 문제와 췌장의 인슐린 조절 불능이 겹쳐져 생긴 당뇨 같은 질환들이, 습으로 인한 담으로 만들어진 대표적인 만성질환이다.

영양소의 노폐물은 지방의 형태로 바뀌어 저장된다. 탄수화물이 남은 것도, 단백질이 남은 것도, 무엇이 남더라도 몸에 남아 저장될 때는 지방의 형태로 바뀐다. 이 지방 안에 역시 염증 물질이 숨어 살고, 그 때문에 몸 전체의 호르몬 조절에 영향을 준다. 우리 몸의 호르몬도 지방의 영향을 상당히 받기 때문이다. 장 속에서 생긴 여러 독소는 장벽을 상하게 한다. 상한 장벽을 통해서 좋은 영양소만 들어오면 좋겠는데 들어오면 안 되는 것들도 쑥쑥 들어간다. 그러다 보니 면역 물질들이 왕창 쏟아져 나오게 되고 면역계 이상을 일으켜 알레르기 질환이나 자가면역질환을 만든다.

비단 살이 쪄서 허리, 무릎이 아프고, 움직임이 둔해지고, 옷 입을 때 맵시가 안 나는 정도의 문제가 아니다. 비만은, 진짜 질병이다.

# 나쁜 지방을 없애는
# 근본적인 방법들

살이 찐 것은 두 가지 형태로 드러난다. 하나는 피하지방이다. 보통 '살쪘어요'라고 하는 건 피하지방 때문이다. 겉으로 드러나는 살이 쪄 보인다. 운동을 하면서 덩치까지 좋아진 상태가 아니라, 부은 것이 정체되어 그대로 살이 되는 경우가 많다. 붓기는 독소 배출이 안 될 때 가장 먼저 생기는 증상이다.

또 하나의 형태가 내장지방이다. 내장지방은 처음에는 잘 드러나지 않는다. 장 속에 숨어서 진행되기 때문이다. 위에서 살펴본 만성질환들과 혈관의 염증, 호르몬 불균형 등은 이 내장지방이 만들어낸다. 비만의 질병적인 측면에서는 내장지방을 몰아내는 것이 핵심이다. 내장 사이사이에 실제로 지방이 켜켜이 끼어서 내장 CT를 찍어보면 두꺼운 지방층을 볼 수 있다. CT까지 안 찍어도 초음파나 혈액검사로 비교적 간단하게 확인해볼 수 있는 방법이 있는데, 내장지방이 끼었다는 것을 보여주는 가장 확실한 지표가 바로 지방간이다.

지금까지 이 책에서 쭉 이어온 논리를 잘 이해했으면 지방간이 간의 문제가 아니라 비위의 문제라는 것이 이해가 되었을 것이다. 결론은, 간 덩어리에 만들어진 지방이라 간에 병이 든 것이라 생각할 수도 있지만, 근본적인 원인은 비위 작용이 안되어 습한 증상이 몸속에 정체된 것이 만들어낸 담이 지방의 형태로 간에 낀 것이다. 그러니, 지방간은 한의학 개념의 비위 활동을 원활하게 해주는 치료를 하면 나아진다.

지방간은 간에 지방질이 간 무게의 5% 이상 끼었을 때로 진단한다. 앞서 살펴본 혈액 순환장애를 비롯한 만성질환 외에 간염과 간경변을 일으키기 때문에 간 자체에도 안 좋은 영향을 미친다. 술을 많이 마셔도 생긴다. 소주 기준으로 1주일에 2~3병 이상을 마셨는데 지방간이 있다면 알코올성 지방간으로 볼 수 있다. 그런데 술을 입에 대지 않아도 지방간이 생기는 경우가 허다하다. 약물 과다 섭취나 인슐린 이상 등 질병이 아니라면 대부분 비만으로 인한 과체중과 함께 하는 내장지방 때문이다. 또 하나의 큰 원인이 스트레스다. 프랑스 3대 요리로 유명한 푸아그라는 거위의 간을 인위적으로 지방간으로 만들어 먹는 음식이다. 거위를 기를 때 사료를 억지로 먹이면서 동시에 스트레스를 어마하게 유발시킨다. 스트레스가 클수록 지방간이 더 심하게 만들어지기 때문에, 좋은 푸아그라를 얻기 위해서 동물 학대 수준으로 거위를 취급한다. 그래서 최근 동물복지를 중요하게 여기는 사람들은 먹지 않는 움직임도 있을 정도다.

지방을 만드는 주범은 과식이다. 음식물의 종류 중에서도 탄수화물이 가장 큰 영향을 끼친다. 우리 몸은 급한 에너지가 필요할 때 당분에서 기운을 꺼내 쓰는데, 급한 일이 끝나고 남는 것은 지방으로 바꿔서 저장해버린다. 신체 부위 중에서 두뇌가 가장 많은 당을 소모한다. 두뇌는 끊임없이 생각을 하고 신경 전달 물질을 소통하면서 생명 활동에도 관여해야 하기 때문에 끊임없이 당이 필요하다. 그래서 무리해서 일을 하고 나면 '당 떨어졌다'는 표현을 하게 된다. 신체 활동이 별로 없이 두뇌 활동이 많은 사람들도 당 떨어진 경험을 많이 하는 것은 이 때문이다. 우리나라를 비롯한 아시아, 특히 동남아, 동북아시아는 쌀을 주식으로 하기 때문에 탄수화물 섭취량이 세계적인 비율로 봤을 때 상당히 높은 편이다. 그래서 지방간일 때, 다이어트를 해야 할 때, 저탄수화물 식사는 필수적이다.

비위 작용을 높여 간에도 영향을 미치는 가장 좋은 방법은 운동을 하는 것이다. 운동을 할 때는 숨차고, 땀이 나도록 해야 내장이 움직여 자극을 받는다. 숨을 헐떡일 정도가 되면 내장에도 강하게 자극이 전달된다. 보통 유산소 운동들을 하면 숨이 차오르게 되니 지방간에 도움이 되는 운동 1번은 달리기다. 내장을 무지막지하게 자극하는 운동을 꼽으라고 한다면 승마를 들고 싶다. 말 위에 앉아 말이 살짝 뛰는 것에 맞춰 중심을 잡다 보면 안장 위에서 풀썩거리게 된다. 이 충격이 내장에 고스란히 전달되어 엄청나게 장운동을 시킨다. 하지만, 시공간적으로 제한이 많아 하기가 쉽지 않다.

이에 반해 한 평의 공간만 있으면 되고, 날씨 영향도 안 받고, 시간은 20~30분 정도가 소요되면서, 지방간에 굉장히 좋은 운동이 있다. 바로 절하기 운동이다. 대부분의 스포츠는 근육을 쓰는 방식의 움직임으로 이루어져 있다. 동양에서 발달한 기공(요가)은 호흡을 가다듬고, 내장까지 운동이 되도록 고안된 방법이 많다. 절하기 운동은 기공과 요가 같은 동작의 하나로 보면 된다. 유산소운동과 근력운동이 동시에 되면서 깊은 호흡을 통해서 내장이 자극된다. 특히 많은 운동이 가슴을 활짝 펴고 움직이기 때문에 복부가 고정되어 있는 경우가 많은데, 절하는 동작은 복부를 계속해서 접었다 폈다 하면서 직접 자극을 준다. 이렇게 동작을 통해서 복부에 직접 자극을 주는 운동이 참 드물다. 땅에 닿는 무릎 부분만 다치지 않도록 방석 정도가 필요할 뿐, 특별한 도구가 필요한 것도 아니다. 장소는 한 평이면 넘치도록 충분하고, 운동이 되려면 70회 이상 해주면 되는데 보통 100회 이상을 권한다. 100회에 대략 20분 내외가 드는 속도로 하면 되겠다. 조금 천천히 하면 하체 운동이 더 강하게 되고, 빨리 하면 유산소운동이 더 강해지며, 빠르든 느리든 복부운동은 확실하게 할 수 있다. 그 외에도 좌우 균형의 효과로 척추가 반듯해지고, 자율신경이 안정되어 수면에도 도움이 되며, 명상에 들어갈 수 있는 등 온갖 몸의 증상에 긍정적인 효과가 있는 운동이 절운동이다. 절하는 동작을 우습게 여길 수도 있겠지만 절 동작을 200~300회 하면 한 시간 연속으로 수영을 하는 것 이상의 에너지를 소비할 정도로 강한 운동이 된다. 딱 한 경우에만 주의를 주는데, 무릎을 강화시켜주는 효과가 있지만 당장 무릎 질환이나 염증이 있으면 삼가는 게 좋고, 통증이 덜해지면 할 수 있지만 무리는 하지 않는 것이 좋겠다.

몸에 습기를 말려 담을 없애 다이어트에 도움이 되고, 비위의 소화기 작용을 도우면서 지방간을 없앨 수 있는 멋진 약초가 있다. 창출이라는 약초인데, 민간에서는 삽주라고 알려진 풀의 뿌리 부분이다. 한의학의 약초 중에서 습기를 말리는 대표적 약초로 거론되며 현대인의 대사 질환에 활용해서 큰 도움이 되는 것으로 꼽고 싶다. 소화 기능도 좋아지게 해서 소화불량, 복통, 설사 등에도 필수적으로 처방을 한다. 습기가 추운 기운 (한기)과 만나게 되면 뼈마디가 쑤시게 되는데 관절의 한습을 몰아내서 관절염도 줄여주는 효능이 있다. 지방간 같은 내장지방에 참 좋은 효과가 있기 때문에 살찐 사람의 다이어트에 자주 쓰는 약초다.

요즘은 집을 청소할 때 화학약품들을 쓰지만, 조선시대에는 약초를 활용해서 진행했다. 습기가 심해서 곰팡이가 슨 곳에 창출을 달인 물로 닦아주어서 효과를 볼 수 있다. 창출의 효과를 제대로 보는 곳이 있는데 오래된 폐가를 청소할 때다. 집을 오래 비우면 습기가 차서 곳곳에 곰팡이가 피어서 공기를 오염시키고, 심하게 되면 그 속에서 숨을 잘 못 쉬었다가 호흡기 질환이나 피부 질환, 다른 급성적인 병으로 쓰러지기도 한다. 눈에는 잘 보이지 않는 세균들과 바이러스 때문에 생기는 증상들이다. 이때 창출 말린 것을 불에 태워 연기를 곳곳에 피워놓으면 습기가 마르고 세균이 퇴치되는 효과가 있어서 옛날에는 폐가를 청소할 때 창출을 사용했다. 이래저래 창출은 '습기' 하면 떠올릴 만한 약재다.

# 담

　한의학에서 노폐물과 독소를 통칭하는 단어는 '담痰'이다. 이 담은 정精이 허하고, 혈血이 정체된 곳에 풍, 한, 열, 습, 조의 기운들이 더해져 증상을 만든다. 현대 서양 의학적인 병명에 '만성' 혹은 '염증'이라는 단어가 붙으면 대부분 담과 연관이 되어 있으니 우리 몸의 수많은 질환과 관련된다. 독소는 혈관을 손상시키고, 세포 수준에서부터 염증을 일으킨다. 쌓이고 쌓여 조직 손상을 일으키지만 급성적인 큰 손상으로 타격을 줄 정도는 아닌 경우가 많다. 현저히 드러나지 않고 기능상의 문제를 조금씩 일으키다 어떤 장기의 기능이 현저히 떨어지면 혈액 검사나 종합검진에서 드러난다. 그때가 되면 "이 질환은 '만성염증'에 의한 질환입니다"라는 말을 듣는다. 염증으로 인해 생기거나, 만성으로 된 장기적인 질환은 상당히 많다. 즉, 담에 의한 질병 또한 굉장히 광범위해서 아주 작은 질환에서부터 큰 질환까지 아우른다. 동의보감의 「담음」 편에서는 '10병 9담', 즉 '열 가지 병 중에서 아홉 가지는 담과 연관되어 있다'고 했다.(痰飮諸病, 담음으로 인해서 생기는 모든 병들)

　현대에서 두 가지 정도 경우에서 이 단어가 쓰이고 있다. 하나는 '담 결린다'고 할 때의 담이다. 보통은 목이나 어깨 부근이 뻣뻣해지는 근육통으로 인식한다. 또 하나는 객담, 즉, 가래가 끓는 것을 말할 때도 쓰인다. 아주 넓은 범위의 질병 원인이었던 담이, 지금은 세세한 원인들로 쪼개지면서 이처럼 작은 범위로 축소되었다.

본래의 담은 혈액 순환 정체(어혈)와 염증으로 인한 노폐물, 찌꺼기, 독소의 총칭이라고 간단하게 말할 수 있다. 이들은 만성염증을 일으킨다. 급성염증은 세균이나 바이러스 침투로 인해서 붓고 열나는 증상을 보이지만 만성염증은 오랜 기간 몸속에 있으면서 뚜렷한 증상도 없이 서서히 진행한다. 이유도 식습관, 수면 부족, 운동 부족, 스트레스, 공해 등 생활습관과 환경에 의해 유발되는 것이 많다. 현대에서도 암이나 면역계 질환을 비롯, 고개가 갸웃거려지는 수많은 질환을 만성염증에 의한 것으로 보는데, 한의학에서는 담에 의한 질환으로 본다. 만성염증을 치료하기 위해서 먼저 해독을 한 후 면역을 채워주는 치료를 하게 된다. 동의보감 속 「담음」의 내용을 재해석하여 몸에서 나타나는 다섯 가지 내용으로 나눠 알려드리고자 한다. 그러고 나면 한의학 치료의 아주 큰 줄기 중에 하나인 해독요법Detox에 대한 영감을 얻을 수 있을 것이다.

첫째, 담이 발생하는 대부분의 원인은 음식에 의한 것이다. 그도 그럴 것이, 독소를 만들어내는 가장 큰 원인이 음식이기 때문이다. 그래서 몸에 담, 즉 독소가 얼마나 있나 하는 것은 음식을 먼저 살펴봐야 한다. 담이 쌓여서 소화기에 생기면 속이 그득하고, 뱃속이 꾸르륵거리며, 배를 눌러보면 마치 밥사발 엎어놓은 듯 만져지는 것이 생긴다. 이는 소화불량, 변비, 역류성 식도염 등에 해당하는 것으로 식이요법이 잘못되어 생긴다. 옛날에 먹을 것이 부족하던 때에도 식이조절을 잘 못해서 소화기병이 걸렸으니, 요즘처럼 먹을 것이 지나치게 넘쳐나는 시대에는 식이에 더욱 조심해야 한다.

여러 종류의 담 중에서도 '식적담', '담적'이라는 것이 소화기 질환을 대표한다. 이는 습한 기운과 함께 하는 습담의 한 종류다. 진단하는 포인트 중에 하나가 배를 눌러보는 것이다. 소화기가 안 좋은 사람들의 배를 눌러보면 특히 명치와 배꼽의 중앙 정도 부위에서 둥그런 것이 저항감 있게 만져지는 경우가 많다. 염증으로 인해서 위장 주변이 부어서 그런 경우가 많다. 때로, 이렇게 소화기가 굳은 것이 위장뿐만 아니라 장 전체에 퍼져 있는 경우도 종종 보곤 한다. 복강 내 염증에 의해서 장이 단단하게 굳으면 복부 안쪽뿐만 아니라 바깥쪽 근육 부분까지 마치 나무토막 만지듯 단단해지기도 한다.

이런 심한 경우에 엑스레이로 장을 찍어서 보면 장 전체에 가스가 가득 차 있기도 하다. 환자는 장이 꼬여 있는 듯 복통으로 아파하고, 만지기만 해도 소리를 지른다. 이런 증상으로 고생하다 온 분이 있었다. 6개월 이상을 앓다가 결국 병원에서 한 차례 수술을 했는데도 가스가 잘 안 빠졌다. 그러다 몇 주도 안 되어 다시 처음처럼 재발한 경우였다. 수술을 하면서도 생사를 오가는 느낌으로 고생한 탓에 재수술을 한다니 잔뜩 겁을 먹은 상태였다. 수술 없이 치료하는 방법이 있다면 무엇이든 하겠다는데, 한의학의 방법은 그 정도로 비장한 각오까지는 필요 없이 안전한 비수술적 요법으로 치료할 수 있어 안심을 시키고 치료에 들어갔다. 약침(한약을 혈자리에 주입하는 치료법)으로 염증을 빨리 치료하고, 침으로 장운동을 시켜 가스를 빼낸다. 복부를 만져서 장의 굳은 부분을 풀어주는 장추나요법과, 한약 처방 중에서도 장의 염증을 제거하는 약초들로 도와주어 2주 만에 해결이 되었다. 이때 처방하는 약침과 한약 처방의 대부분은 복부의 습을 제거하는 약초들(예를 들어 창출 같은 약초)이고, 침 치료의 혈자리 역시 장운동을 시키면서 동시에 습을 관리하는 족삼리 같은 혈자리를 선택한다. 종아리 바깥쪽에 있는 족삼리는 복부 및 소화기의 습을 제거하는 데 탁월하다. 일본 같은 섬나라에서는 환경도 습기가 많기 때문에 족삼리에 침을 맞고 뜸 뜨는 것을 생활화하기도 했다.

장이 굳은 것 외에 배 속에 꾸르륵거린다든지, 위하수 증상이 있는 것 등, 소화기의 담 증상을 해결하기 위한 아주 중요한 생활습관이 있다. 식사할 때 음료로 된 것을 가급적 줄이는 것이다. 한국의 식단에서 국, 찌개, 탕이 어느 순간부터 중요한 부분을 차지하게 되었는데, 이를 지나치게 많이 마시다 보니 속이 그득해지는 것을 막기가 힘들다. 밥 먹을 때 물을 습관적으로 마셔서 목을 축이는 사람, 심지어 밥을 물에 말아먹는 사람, 음료수나 탄산수를 꼭 마시는 경우도 이에 해당한다. 식사할 때는 가급적 물기를 줄여서 식사를 하게 되면 소화기 증상들이 상당히 개선된다. 식사와 함께 물기가 함께 들어가면 습한 증상이 빨리 생기고, 소화불량 상태가 되어 영양흡수가 나빠져서 남은 것이 찌꺼기가 되어 담이 된다. 식습관 하나만 고쳐도 상당한 부분이 좋아질 것이다.

둘째, 몸의 통증도 역시 담이다. 현대에 들어 '담이 결린다'는 표현으로 남아 있듯, 목이 뻣뻣하게 굳는 것, 날개뼈 사이가 항상 결리는 것, 다리에서 쥐가 나는 것 등이 가벼운 담 증상이다. 풍 때문 혹은 차가운 기운 때문이니 풍담이나 한담의 종류가 되겠다. 또, 지방종이라 불리는데, 손목, 팔꿈치 주변, 혹은 등이나 여러 곳에 부드럽고 몽실몽실한 느낌의 덩어리가 생기는 것도 담이다. 그 외에 다친 적이 없는데 생기는 모든 통증을 담에 의한 것으로 분류한다. 근육에 염증이 퍼지면 여러 가지 알 수 없는 통증들이 생긴다. 근육을 싸고 있는 막이 있는데 이를 근막이라 한다. 근막은 근육을 저마다 감싸고 있으면서 서로 연결되어 있기 때문에 우리 몸은 거대한 근막으로 둘러싸여 있다고 해도 무방하다. 근막에 염증이 생기면 다른 곳에도 영향을 미친다. 팔꿈치에 염증이 생겼는데 며칠 지나 어깨가 아프고, 곧이어 등 쪽이 아프기도 한다. 그래서 담에 의한 통증은 여기저기 돌아다니는 것 같다고 말하기도 한다. 담은 근육의 혈액 순환을 방해하고, 근막에 염증을 일으키기 때문에 통증을 유발시킨다.

염증이 심하게 퍼진 통증이라 할지라도 스트레칭은 매우 효과적이다. 스트레칭은 몸을 늘리고 유연하게 만드는 것뿐만 아니라 근력운동도 함께 된다. 스트레칭한 상태에서 가만히 버티고 있는 것만으로도 아주 훌륭한 근력운동이 된다. 스트레칭이 잘 되어 혈액 순환이 되고 근력이 붙으면 염증도 점차 줄어든다. 몸의 근육과 인대 등 구조물에 의한 통증은 상당히 많은 부분이 올바른 스트레칭으로 해결될 수 있다.

셋째, 염증으로 인한 발열이다. 열이 몰려서 습이 함께 따라오면 염증이 생긴다.(火熱生濕, 화열은 습을 생기게 한다) 한의학에서는 온도를 뜨거움(열熱), 따뜻함(온溫), 시원함(냉冷 또는 량凉), 차가움(한寒), 이렇게 네 가지로 구분한다. 따뜻한 것이 생명의 기운이라 이 상태가 가장 좋다. 온도가 떨어지기 시작하면 생명력이 줄어드는 시초이고, 식어 차가워지면 죽음의 기운으로 가는 것이다.

열이 나는 것은 나쁜 기운이 들어왔을 때 이겨내기 위해 몸에서 자생적인 에너지를 내는 것이다. 차가워진 기운에서 염증이 생긴다. 차갑게 된다는 것은 생명력이 떨어지는 것이니 몸에서는 스스로를 살리기 위해 염증을 일으켜 열을 발생시키는 것이다. 염증은 한의학에서는 제거해야 할 대상이라기보다는 우리 몸에서 기운이 모자란다는 표현으로 본다. 따뜻한 생명의 기운을 도와주면 자연스럽게 없어질 대상으로 인식하는 것이 이런 이유다. 염증을 제거하는 것이 아니라, 염증은 신호일 뿐이다. 신호가 오면 내 몸에 따뜻함을 전해 생명의 기운을 도와주면 차가움이 물러나고 이어서 신호를 울리고 있는 염증도 자연스럽게 없어지게 되는 이치다.

열은 대부분 위쪽으로 올라온다. 보통은 횡격막의 상부를 위쪽이라 여긴다. 횡격막 바로 위 식도 부분에 염증이 생길 때 많이 나타나는 것이 가래다. 식도 혹은 기도에 생긴 가래는 습으로 인해서 생긴 염증 탓인지 끈적끈적하다. 얼굴 쪽으로 열이 몰리는 경우가 많은데 비염, 구내염, 결막염, 안구 건조증, 편도선염 등 여러 염증성 질환이 얼굴에 생긴다. 이곳들에 염증이 생기면 콧물을 비롯해서 고름 같은 염증성 삼출물을 끈적하게 내보낸다. 위쪽이라는 방향을 몸의 안쪽과 바깥쪽으로 구분해본다면, 바깥쪽도 위쪽이라서 이는 피부에 해당한다. 피부에는 보통 열꽃이나 여드름 같은 뾰루지나 종기 등으로 나타난다. 뾰루지와 종기 안에는 노란 고름이 차 있기 마련이다.

열이 있을 때, 한의학에서는 무조건 차갑게 해버리면 도리어 기운이 더 소모되어 염증이 더 심해질 수 있어서 차가운 성질의 약은 조심해서 활용한다. 습한 기운은 정체된 기운이다. 그래서 기운을 순환시켜주면 습한 것이 풀린다. 순환시키는 기운의 성질은 따뜻하다. 그래서 대부분 따뜻한 약재로 기운을 북돋는 치료를 하면 습이 풀리고 해결이 되는 경우가 많다. 차가운 성질의 약으로 치료하면 습이 더 굳어버리는 경우가 많아서 항상 주의를 하는 편이다. 당장에는 도움이 되는 듯 보이지만 장기적으로 생각해본다면 몸에 더 해가 되는 치료일 수 있다. 응급 상황에서는 찬물을 확 끼얹겠지만, 만성질환에서는 환자의 미래까지 생각하여 깊이 고심해야 한다.

몸을 따뜻하게 하여주는 생활습관 중 족욕이 좋은 이유가 이 때문이다. 장기적인 관점에서 아랫부분이 따뜻해지고 순환이 되면 몸이 건강해진다. 온도를 느끼는 것은 상대적인 이유 때문이다. 한쪽에 차가움이 느껴지면 반대쪽에서는 뜨거움으로 인식한다. 머리 쪽이 뜨거우면 상대적으로는 아래쪽은 식은

듯 느낀다. 위쪽으로 열이 뜨는 것을 아래쪽에 불을 지펴 상대적으로 더 따뜻하게 만들면, 상부의 온도가 떨어지게 된다. 이렇게 치료하는 것이 몸을 이해하여 자연적인 생명력을 기르는 치료다.

넷째, 부종과 과도한 지방 역시 담음에 의한 증상이다. 부종과 과도한 지방이야말로 몸에 독소가 차 있다는 대표적인 증상이다. 몸이 잘 붓는 것은 경계하고 고쳐달라는 신호를 보내는 것인데 많은 경우 '이 정도야 뭐, 다들 이러지 않겠어?' 하면서 넘긴다. 조금이라도 붓는 증상이 있으면 '아… 내 몸을 관리하라는 신호구나' 하고 생각해야 한다. 심장의 혈액 순환이 약해지면 손이나 얼굴이 붓고, 신장이 혈액을 거르는 기능이 약해지면서 하체 쪽으로 순환이 힘들어지면 발이 붓는 편이다. 혀가 부으면 심장에 부담이 많거나 잠을 제대로 못 잤거나 피로가 겹쳐진 경우가 많고, 눈두덩이의 붓기는 간에 피로가 쌓인 것이다. 얼굴 전체가 부은 것은 위나 장에 문제가 생긴 것이다. 각각의 장부에 생긴 문제들이 담을 만들고, 담이 해당하는 기관에 쌓여 붓기를 만든다. 처음에는 각 부분이 붓지만, 점차 붓기가 연결되어 팔다리 전체나 얼굴 반쪽이 붓는다든지 한다. 죽음에 이르러 온몸이 붓게 되는 것을 자주 접하다 보면 '부었다'는 것이 무섭게 느껴진다.

지방은 담이 뭉친 덩어리다. 현대인들에게 다이어트는 끊임없는 숙제다. 몸매나 미용적인 부분의 다이어트야 개인의 취향이지만, 의학적인 면에서도 지방이 많은 분들에게는 다이어트를 꼭 권한다. 염증 세포가 숨어서 지내는 곳이 지방이기 때문이다. 염증, 즉 담이 있으면 지방이 더 많아지고, 거꾸로 지방이 많아질수록 염증도 심해진다는 논문들이 수두룩하다. 피하지방도 관리해야 할 대상이지만, 만성적인 병을 일으키는 것으로 내장지방이 더 큰 문제다. 겉으로 보이는 지방은 거울을 보면서 빼야지 생각을 하는데 내장지방은 겉으로는 안 보여서 CT 정도로 영상촬영을 해야 확인되기 때문에 그냥 넘어가게 되는 경우가 많다.

대사증후군이나 내장지방을 진단하려면 피를 뽑거나 복잡한 절차를 거쳐야겠지만, 간단하게 알아볼 수 있는 팁이 있다. 일단 배가 볼록 나오면 내장지방을 의심한다. 내장에 지방이 끼면 순환이 안 되면서 기운이 빠져 장도 축 처진다. 날씬한 사람도 이럴 때가 있다. 그래서 마른 비만이라는 말이 나왔다. '나는 많이 먹어도 살이 안 쪄'라면서 맘껏 먹다가 안쪽에 지방이 쌓이는 것을 놓치는 경우가 많으니 조심하자. 간단하게 말해 서 있을 때 배가 나왔는데 누우면 퍼지는 것은 피하지방 쪽이고, 서 있을 때 배가 나온 것이 누워도 그대로 있다면 내장지방이 상당히 많을 가능성이 높다. 누워 있을 때 명치 아래 부위를 눌러 부드럽지 않고 단단한 덩어리가 만져지면 위장 주변의 식적담이고, 누우면 괜찮은데 서 있을 때 아랫배가 유독 나온다면 장하수(장이 힘이 없어 처지는 것)이면서 장내 내장지방도 의심해 봐야 한다. 배와 함께 옆구리 살이 동시에 찌고 있다면 내장지방이 쌓이고 있는 것이다.

피하지방이든 내장지방이든, 습과 담을 치료하는 한약과 침 치료와 함께 식이요법과 운동을 하면서 기와 영양 균형을 맞추어주면 균형 잡힌 몸으로 돌아가게 된다. 내장지방은 치료하는 데 시간이 더 걸리니 꾸준히 진행해야 한다. 또 하나의 지방, 셀룰라이트에도 관심을 가지자. 허벅지 뒤, 팔뚝 아랫부분 같이 지방이 피하층으로 과도하게 몰리면 셀룰라이트 조직이 된다. 손으로 짚으면 우둘투둘하게 만져지게 되는데, 이런 현상이 심하다면 담이 많아 염증 역시 많다고 할 수 있다.

마지막 다섯째, 담의 이유와 증상은, 정신적인 스트레스 때문이다. 스트레스야 만병의 근원이라지만, 염증까지 일으킨다고? 맞다. 스트레스를 일으키는 대상을 생각하는 것만으로도 몸을 방어하는 호르몬 수치가 올라가고 염증도 함께 상승한다. 동의보감 속 담의 여러 형태에도 기담, 울담, 경담처럼 스트레스와 감정 상태로 인한 증상들이 많이 수록되어 있다. 한국인이 잘 아는 단어인 화병으로 인해 생기는 많은 심신증이 정신적인 이유로 인해 생긴 담이다. 목이 켕기고, 속이 더부룩하면서 답답하다. 가슴 한복판을 누르면 아프고, 식욕이 저하되는 것으로 시작해서 갖가지 병을 만들어낸다.

진단 장비가 이렇게 발달한 현대에 들어서도 담과 만성염증은 검사하기가 참 까다롭다. 소화기 증상이 있다고 해도 내시경으로 발견할 수 있는 것들은 빙산의 일각이다. 겨우 소화기 내벽에 염증이 진행되지 않았는지만 볼 뿐이다. 소화기관의 움직임이 정상적인지, 소화기 바깥의 환경은 어떤지, 다른 장기의 기능 이상으로 해서 소화기에 문제를 일으키는지는 현재의 종합검진상으로는 알 수가 없다. 통증 역시 진단할 수 있는 방법이 별로 없다. 발열은 체온계로 확인하는 정도지만, 염증으로 인한 미열은 체온계만으로 확인이 어렵다. 오히려 염증이 있는데도 불구하고 체온계로는 저체온증이 더 많이 나타난다. 몸 안의 염증을 이겨내느라 다른 부분들이 혈액 순환에 방해를 받기 때문이다. 부종, 지방은 체중 같은 수치로 나타나지만, 나에게 꼭 맞는 지방의 양도 모호한 면이 있고, 부종은 주관적으로 느끼는 게 상당하다. 정신적인 것은 온전히 스스로 체크해야 한다. 객관적인 것이라고 해봐야 설문지 정도다. 그렇기 때문에 담과 만성염증에 관해서는 몸이 드러내는 신호를 잘 관찰하고 스스로 체크하는 습관이 중요하다. 내 몸을 관찰하는 것, 이것이 스스로 건강을 관리하고, 미리 예방하는 최고의 방법이다.

마지막으로, 앞의 내용을 토대로 담음 증상, 만성염증을 체크해볼 수 있도록 열 가지 항목을 제시하려 한다. 반 이상이 해당한다면 지체 없이 한의원으로 가서 담과 만성염증 치료를 받으시길 바란다.

1. 속에 가스가 잘 차고, 트림이 잦다. 변비나 설사도 있는 편이다.
2. 배를 눌러보면 말랑하기보다는 저항감이 있는 덩어리가 만져지는 느낌이다.
3. 이유 없이 담이 잘 결리고 근육통, 관절통이 잘 생긴다.
4. 자고 나도 피곤하고 눈곱이 많이 낀다.
5. 미열이 있는 듯 느껴지고, 구내염이나 피부 트러블이 생기고, 손톱이 잘 부서진다.
6. 단것이 자주 당기고, 빵과 면 음식을 즐긴다.
7. 식단과 운동으로 노력하는 것 같은데 살이 잘 안 빠진다.
8. 배가 나오고, 옆구리 살이 찌며, 셀룰라이트가 만져진다.
9. 손, 발, 얼굴, 혀, 눈두덩이 등이 잘 붓는다.
10. 신경 쓰는 것이 있으면 목 안에 걸리는 느낌이 있거나(가래가 낀 느낌), 편두통이나 수면 부족 등에 시달린다.

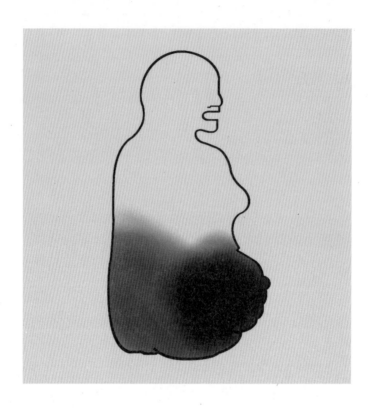

요즘은 먹는 것이 넘쳐나서 자꾸 쌓인다. 비위가 하는 일이 너무 많아서 소화기능이 자꾸 나빠진다. 노폐물은 염증이 되고 혈액 순환을 막으며 축축한 지방으로 변한다. 특히 내장지방이 건강에서 큰 문제다. 해독을 하고 면역을 올려 순환을 시켜줘야 담이 제거되고 올바른 다이어트가 된다. 비위 기능을 좋게 하면서 습기와 독소를 제거하는 약초 중에 창출이 참 좋다.

# 차갑게 식는 것은
# 곧 죽음이다

맹추위에 떨다 보면 움직이고 싶은 생각조차 안 들 때가 있다. 추위는 온 세상을 얼어붙게 한다. 나무는 에너지 손실을 막으려고 잎을 전부 떨어뜨린다. 풀과 꽃들은 시들어버리는 작전을 취한다. 아래쪽 뿌리를 살려뒀다 이듬해 봄에 다시 올라올 속셈이다. 식물들이 겨울을 지나 다음 세대를 잇는 가장 강력한 전략은 씨앗을 퍼뜨리는 것이다. 씨앗의 생명력은 단단한 껍질에 둘러싸여서 웬만한 외부 환경에 영향을 받지 않는다. 그러다 신기하게도 따뜻함과 수분의 신호가 전해지면 싹을 탁 틔운다.

동물들은 피부 상태가 변한다. 가을부터 털갈이를 시작해서 겨울에는 추위를 막는 털로 변한다. 피부도 거칠게 되고 차가움 속에서도 온도 습도를 조절할 수 있도록 만반의 태세를 갖춘다. 먹이가 되는 동식물들이 줄어들고, 거기다 추위가 겹치면 생존이 위협되는 환경에 놓인다. 에너지 소모를 줄이기 위해서 겨울잠을 자는 동물도 있다. 물이 얼고, 땅이 얼고, 이어서 몸이 얼다 보면 마음까지 어는 듯한 느낌이 드는 때가 겨울이다. 추위는 모든 생명 에너지들을 잠잠하게 만든다.

얼어붙은 것은 깨뜨리기 쉽다. 판타지 영화 속에 괴물이 한 마리 있는데, 잘라도 다시 달라붙어서 재생되는 몸을 가졌다. 괴물을 죽이기 위한 특공대가 칼로 베고 총으로 쏘면서 상대를 하지만 다시 재생되는 통에 속수무책이다. 절망에 빠져 있는 특공대원 중 잘생긴 주인공이 고뇌에 빠진다. 그러다 우연히 얼어 있던 나뭇가지를 밟는데 툭 하고 부러지는 것을 본다. '이 나무는 활을 만들 정도로 잘 휘어지고 유연한 것이었는데 이렇게 쉽게 부러지다니…' 하며 생각하던 순간 머릿속에 번쩍하고 생각이 떠오른다. 대원들을 다시 불러 모아 작전을 의논한다. "괴물을 얼려버립시다. 그러고는 박살을 내는 겁니다. 그런 후 조각들을 뜨거운 용암에 넣어 녹이면 해결되겠습니다!" 비장한 음악과 함께 많은 사람들이 엄청난 희생을 치렀지만 결국 괴물은 최후를 맞는다. 이런 스토리들의 영화를 본 적이 있을 것이다. 영화 전체의 스토리는 제각각이더라도, 자연계의 이치는 기억하자. 얼어붙으면, 깨지기 쉽다.

몸 안에서 깨지는 듯한 느낌을 받으면 '아프다'고 느낀다. 풍, 한, 열, 습, 조, 화, 이 여섯 가지 기운이 내부적으로 나빠지든 외부에서 침입하든 무엇 하나 괴롭지 않은 것이 없으나, 사람들이 가장 힘들어하는 고통이 '한', 추위에 의한 것이다. 차가우면 깨지기 쉽고, 몸의 조직들이 깨지면 통증으로 느끼기 때문이다. 누구나 아픈 것은 싫어하지 않는가. 무겁고, 건조하고, 붓는 것은 어느 정도 참고 지내도 아픈 것은 참지 못해 병원을 찾게 된다. 이 통증은 기운이 차가우면 차가울수록 속으로 점점 깊이 들어가 뼛속까지 파고든다. "엄마가 무릎이 시리다고 하셨는데 어릴 때는 이해가 안 되더니 나이가 들고 나니 저도 느끼게 되네요"라는 분들이 있다. 한기가 뼛속까지 파고들면 정말이지 고통스럽다. 시린 느낌이 관절 마디마다 느껴지면서 관절이 굳고 제대로 안 움직인다. 이것이 지속되면 관절염이다.

자연계의 온도, 생명체의 체온을 크게 네 가지로 분류하면 뜨거움(열), 따뜻함(온), 시원함(냉), 차가움(한)으로 분류된다. 이중에서 생명의 기운이 있는 것은 따뜻함이다. 따뜻하면서 평온한 기운 속에 생명력은 무럭무럭 자란다. 물리적으로 보면 원자, 분자, 세포 활동이 활발하게 움직이고 있다. 한의학적으로는 기가 충만한 상태다. 먹고 호흡하는 것이 활발하게 에너지로 바꿰어 따뜻한 열을 발생시키고, 이 열로 세포활동이 활발히 이루어지면서 따뜻함을 유지한다. 이런 선순환만 있다면 세상도 평온할 것이다. 그렇지만 어떤 이유로 움직임이 둔해진다. 먹는 것 중에서 독소가 많은 것들이 그렇게 만들 수 있다. 식품첨가물, 오염물질, 항원 들이 들어오면 세포들 움직임이 느려지고 먹거리 속 독소를 분해하기 위해 에너지를 낭비하면서 체온을 뺏긴다. 게다가 좋은 것이 제대로 안 들어오니 또 열을 발생시킬 재료가 부족해진다. 호흡이 얕아도, 스트레스를 받아도, 잠자는 시간이 부족해도 세포 움직임을 둔화시킨다. 어쩌면 살아가는 모습들이 다 그럴 수 있다. 우리는 세월을 탓하지만, 나이가 들면서 먹고, 입고, 살고, 숨쉬며, 생각하는 것들이 혼탁해져서 노화가 일어나는 것이리라.

어쨌든, 온도가 좀 떨어져서 냉한 느낌이 들어도 이때는 얼마든지 따뜻함으로 만들 수 있다. 우리 몸에는 자연적인 힘으로 치유할 능력이 있기 때문이다. 차가운 아이스크림을 먹었다쳐도 따뜻한 좋은 차 한 잔 마시면 다시 몸이 회복되듯이 말이다. 일시적으로 냉기 때문에 기력이 떨어져 감기에 걸릴 수는 있지만 일주일 정도면 충분히 극복할 수 있다. 그러다 냉한 기운이 만성적으로 남아 있으면, 여기저기 염증도 생기고 통증도 발생하고 세포들이 굳어 들어간다. 면역계 질환으로 예를 들어

보면, 알레르기성 비염이나 아토피, 천식, 두드러기 같은 것들이 이 정도 수준에서 발생한다. 면역 저하가 일어나서 평소에 약했던 부분을 공격하고 특히 인체 방어막을 형성하는 폐 기운을 꺾어서 기관지와 피부 쪽에 문제를 일으킨다.

그보다 더 차가운 한기가 몸속에 침입하면 질병의 정도가 더 강해진다. 혼자만의 힘으로는 극복하기 어렵다. 통증이 심하게 생겨서 고통스럽다. 염증이 퍼지고, 피부층뿐만 아니라 안쪽 근육층, 때로 뼈 속까지 아프면서 열이 난다. 이때 알 수 있듯이 냉기와 한기가 몸속에 침입하면 열이 난다. 열은 냉기와 한기를 물리치기 위해서 몸이 살기 위해 스스로 일으키는 것이다. 염증이 생기면 힘들고, 열이 나면 기운 빠지고, 통증은 짜증나지만 이 세 가지는 나쁜 기운을 물리치는 동안 몸에서 일을 한다는 신호다.

우리는 신호를 치료하려 하는 나쁜 습관이 있다. 아프면 당장 안 아프게 만들려고 진통 효과만 노린다. 진통을 한다는 약물의 상당수는 통증을 치료하는 게 아니라 통증이 없는 듯이 속이게 만드는 것들이다. 실제 기 순환을 좋게 해서 통증이 저절로 사그라지게 하는 것이 진짜 치료 아닐까. 그렇지만 대부분 치료라고 하는 것이 통증의 근본 원인보다, 또 몸을 살려서 자연적으로 해결하려는 것보다 경보를 주는 신호기만 부수고는 치료했다고 안심한다. 불이 난 곳에 경보기가 울리면 불을 꺼야 하는데, 경보기를 없애려고 하니 항상 걱정이 되는 부분이다. 경보기만 없애면 더 큰 참사가 일어나니 말이다. 열이 난다고 해열만 시키고, 염증이 있다고 소염만 시키고 끝내지 말자. 당장 통증이 심해 그런 보조치료를 할 수는 있겠지만, 진통, 해열, 소염보다 훨씬 중요한 근본적인 것이 기를 살리는 것이다.

차가운 기운은 조직을 얼어붙게 하고 툭 건드리면 빠지직하고 부서질 만큼 구조물을 약하게 한다. 면역계 질환으로 계속 예를 들자면, 중증 난치성 질환으로 분류된 것들이다. 갑상선, 당뇨는 많이 들어봤음 직한 면역질환이고, 베체트, 루푸스, 궤양성대장염, 크론, 강직성척추염, 류머티스 관절염 등이 그나마 이름이 알려진 면역질환이다. 이 외에도 수십 가지가 있다. 이 질환들은 보통 '내 면역이 나를 공격한다'고 하여 '자가면역질환'이라 불리기도 한다.

세포 조직에서 순환이 안 되고 정체된 기운이 냉기를 넘어서 한기를 만들어 복구되기 어려운 지경까지 가고, 내 몸은 이겨내보려고 열을 일으킨다. 이 과정에서 호르몬 기관들이 무리를 하게 되면 갑상선 기능이상증(항진 또는 저하증)이 되거나 당뇨가 되고 점막이나 내장기관 혹은 관절에 침범하면 베체트, 루푸스, 크론, 관절염 등이 된다. 현대 서양 의학에서도 면역질환들을 이유는 알 수 없으나 면역이 나를 공격하는 상태라고 한 것처럼, 이런 면역질환들은 세균이나 바이러스에 의한 질환들이 아니다. 한의학의 원리적인 이론으로는 한기로 인한 순환장애로 면역상태에 불균형이 발생한 것이다. 몸을 차게 만들어서 사람 몸을 구성하는 근본물질인 정-기-신-혈이 망가지고, 찬 기운과 더불어서 다른 기운들도 복잡하게 침범해서 자가면역질환이나 암처럼 난치병이 되는 것이다. 근본적인 기운을 채우고, 따뜻한 생명의 기운 그리고 순환을 잘 되게 하여 치료하면 훨씬 나아진 상태에서 생활할 수 있다. 난치병이라며 포기하고 살다 이런 방식의 한의학 치료를 받고 완치에 가까운 정도로 되어서 눈물 흘리는 경우가 진료실에서 종종 펼쳐진다.

차가운 기운을 몰아내고 따뜻함이 중요하기 때문에 거의 대부분의 의료기기들이 따뜻함을 전하려고 한다. 족욕기, 반신욕기, 원적외선기계, 광선치료기, 찜질기, 각종 매트, 고주파기 등등 몸을 회복시키는 것은 따뜻함과 뜨거움 정도의 열에서 얻을 수 있다. 차가운 것을 적용하는 때는 출혈이 있을 때 지혈을 위해서 할 뿐 몸의 기운을 북돋거나 회복할 때는 거의 대부분이 따뜻한 기운을 요한다. 동물들이 다치면 천연 온천을 찾는다는 이야기는 들어봤어도 차가운 곳을 찾는 것은 보지 못했다. 아픈 곳이 생겼을 때 손을 가져다 대고, 문지르고, 두드리는 것은 기를 전달해서 조직을 따뜻하게 만들기 위한 행동이다.

몸을 따뜻하게 하는 것은 굉장히 중요하다. 현대 과학으로 밝힌 바에 따르면 한대 지방에 사는 사람들의 수명이 열대지방에 사는 사람들보다 높은 이유가 추위를 극복하기 위해서 몸을 따뜻하게 만들려고 노력하기 때문이라고 한다. 열대지방 사람들은 자주 찬 것을 먹는 탓에 겉은 뜨거운 환경이지만 몸속은 차가워졌다. 건물 안은 온통 에어컨과 선풍기 천국이다. 그래서 따뜻한 온기가 점점 사라져 면역이 약해지고 영상의 온도에서도 두꺼운 옷을 껴입다 감기도 걸린다. 따뜻한 기온은 풍요로움을 가져다주지만 아이러니하게도 그것이 차가운 생활습관을 가지게 만들어서 수명까지 영향을 준다.

차가움이 극도에 달하면, 움직임이 없다. 세포가 죽은 것이다. 주검이 싸늘하듯, 죽음은 온몸의 세포가 활동이 정지해서 따뜻함은 없이 차가움만 있는 것이다. 기는 따뜻할 때 활발하다. 그래서 장자는 죽음을 이렇게 말했다. '기가 흩어지는 것이 죽음이다.' 다시 말하면, 기의 움직임이 없어져 차갑게 식는 것이 죽음이다. 세포 조직들을 죽게 만들지 말자. 몸과 마음에 차가운 기운을 넣지 말자.

한기를 가장 크게 조절하는 장부는 신장이다. 신장은 기운을 응축시키고 모으고 식힌다. 퍼뜨려져 있는 것을 참지 못한다. 생긴 모양도 단단하게 뭉쳐 있다. 동양철학에서 말하는 수水의 기운이기 때문에 열을 식히고 불을 끄는 역할이다. 불과 물은 상호 작용하고 견제하면서 우리 몸의 에너지를 조절한다. 한쪽이 너무 커지지 않게, 너무 작지도 않게 균형을 이루어야 건강하다. 뜨거운 심장의 기운과 차가운 신장의 기운을 잘 조절해서 따뜻함과 순환이 유지되도록 하는 것이 생명 활동에서 굉장히 중요하다. 위쪽의 뜨거움은 아래로 내려오고, 아래쪽의 차가움은 위로 올라가야 하며, 뜨거운 것은 차가운 것이 식히고, 차가운 곳은 뜨거움이 데워줘야 체온과 순환이 제대로 조절된다. 불은 불대로 위에서만 노는 경우는, 스트레스로 인한 화 같은 경우에 자율신경실조증, 즉 화병에 걸린 상태다. 물이 물대로만 아래에서 있는 예는, 부종이 생기고, 손발이 저리며, 호르몬 조절이 안 되는 것들을 말한다. 수승화강(물은 올라가고 불은 내려오는 것)이 한의학 치료의 요체다.

신장의 기운은 물뿐만 아니라 그 속에서 불의 기운도 감싸고 있다. 이런 이중적인 성질 때문에 신장을 치료하는 것은 참으로 복잡하고 어렵다. 차가운 한기가 그만큼 위험하고 근본 뿌리를 흔들어서 위협을 주기 때문에 혹시라도 몸이 차가움에 의해서 지배되지 않도록 그 자체에서 두 가지 기운을 다 조절하도록 안배되었다. 그렇기에 신장까지 질병이 침범하면 그만큼 고치기 어려운 난치병이 된다. 신장 자체가 망가지면 손 쓸 도리가 없다고 하듯, 단단한 기운이 뭉친 신장 조직이 망가지면 고칠 희망이 사라진다. 계속 강조하듯이 차갑다는 말은 세포 조직의 활동성이 떨어진다는 뜻이기도 하고, 병의 진행이 그만큼 깊어졌다는 의미기도 하다. 한의학에서 병의 깊이를 나타낼 때 신장까지 안 좋아졌다는 말을 하는데, 이 말은 아주 깊은 병, 난치병이라는 뜻으로 받아들이면 된다.

### 부자

이런 신장의 기운을 오묘하게 컨트롤해주는 약초가 부자다. 부자는 뜨거운 성질로 찬 기운을 아래쪽에서 조절하는데, 확 불질러버리는 불기운이 아니라 황토방 아래 땔감 때는 구들장 밑 숯불 같은 열을 제공한다. 뜨끈뜨끈한 열이 아래쪽 차가운 기운을 후끈하게 만들어 천천히 순환시킨다. 부자라는 약초를 들어본 사람은 '그거 독이 있는 거 아닌가' 하고 떠올릴 텐데 그만큼 약의 성질이 강해서 사약의 재료가 아닐까 하고 추정하게 하는 약재다.

부자는 투구꽃의 뿌리인 초오 옆에 달린 조그만 덩이뿌리를 말한다. 투구꽃은 바꽃이라고도 불린다. 영화 〈조선명탐정—

각시투구꽃의 비밀〉의 제목에 쓰인 바로 그 꽃이다. 부자는 이처럼 영화의 내용에서 암투 속 독성 중독을 일으키는 소재로 자주 이용된다. 〈서편제〉라는 영화에서는 수양딸 송화(오정해)에게 이 약을 달인 물을 계속 먹여서 점점 눈을 멀게 만든다고 설정했고, 중국 영화 〈황후화〉에서 중국 황제(주윤발)가 황후(공리)를 서서히 죽이기 위해서 역시 초오와 부자를 약에 몰래 넣어 섞어 먹게 하니 황후가 손을 덜덜 떨고 피를 토한다. 그만큼 '부자' 하면 독성을 떠올리게 되는데 한의학에서는 이 독성을 잘 활용해서 신장의 기운이 약해서 몸에 한기가 들었을 때 퇴치하는 약으로 상당히 많이 처방하는 약재다.

부자의 성질은 열이 굉장히 많아서 차가운 기운을 몰아내 준다. 급성 쇼크가 온 사람이 몸이 식어가면 부자 달인 물을 마시게 해서 심장박동수를 급하게 늘려 살리기도 한다. 성분 분석으로 봐도 부자 속 아코니틴이라는 성분이 체내 이온 성분들을 강하게 몰아가 심장에 작용한다. 이 성분이 적당하면 강심제로 작용하지만, 정도가 넘어서면 심박동이 너무 빨라지고, 호흡곤란이 오게 되면서 식은땀이 흐르다 정말 심해지면 생명에도 지장이 올 수 있다.

한의사들은 관절염처럼 몸에 찬 기운이 침범한 사람들에게 자주 처방하지만, 위험한 약재라 일반인들은 사용을 경계해야 한다. 가끔 보라색 꽃이 예쁘게 필 때 어설피 알고 도라지꽃 같은 약초인 줄 알고 캐먹다 응급실로 실려오는 경우도 있다. 한약재들이 대부분 수년간 매일 먹어도 안전한 것들이 많지만, 어떤 것들은 독성이 있는 경우도 있다. 독성이 있는 것마저 수천 년간의 경험과 철학을 바탕으로 한 과학적인 노력으로 치료를 극대화하는 약초로 탈바꿈하게 할 깊은 공부가 필요하다.

부자는 관절염에도 흔히 쓰인다. 그중에서도 바닷바람을 많이 쐬는 바닷가 사람들의 관절 치료에 상당히 많이 활용한다. 차가운 기운이 관절 속 깊은 곳에 침투했을 때 부자로 한기를 뽑고 뜨거운 기운을 전해준다. 부자는 성질이 뜨겁긴 하지만, 가공을 잘 하면 신장에 작용하여 차가운 기운에 의해서 조절되게 만드는 방법이 있다.

부자를 안전하게 처방하기 위해서 따로 과정을 거치는데 이 같은 과정을 법제라고 한다. 예를 들어, 커피를 볶는 로스팅은 약초를 다루는 여러 가지 법제 방법 중에 하나다. 부자는 밭에서 캔 후 소금물에 담갔다가 건져낸 후 소금기를 씻어 찐 다음 햇볕에 말린다. 이렇게 한 것을 포부자라고 한다. 소금의 성질도 신장과 연관이 있다. 깊은 바닷속은 차가운 물의 기운이고, 뜨거운 햇빛에 의해서 만들어진 소금은 뜨거운 불의 기운을 담고 있기에 신장의 성격을 띤다. 좋은 소금은 신장을 살리지만, 나쁜 소금은 신장을 망가지게 한다. 어쨌든, 뜨겁기만 한 부자에 소금의 기운을 넣고 다시 쪄서 불과 물의 기운을 적절하게 만들어주면 사람 몸을 효과적으로 치료할 수 있는 약재 상태로 변한다. 이런 노력과 화학적인 작용을 알고 있기 때문에 한의사들은 자유자재로 부자를 넣었다 뺐다 하면서 처방할 수 있는 것이다.

# 내 몸이
## 나를 공격한다?!

　자가면역질환은 내 몸의 면역이 도리어 나를 공격하는 질환이다. 면역 상태가 균형이 맞으면 나를 보호하는데, 모자라서 막지를 못해도 병이 생기고, 지나치게 되면 적과 아군을 구분하지 못해서 내 조직을 망가뜨린다. 여러 이유로 인해서 면역 상태가 나빠지면 내 몸의 조직을 침범하는데 침범하는 범위에 따라서 이름이 달리 정해진다. 호르몬 기관을 공격하는 데 따라 갑상선항진증, 갑상선저하증 같은 갑상선 질환으로 불리고, 인슐린 조절이 잘못되어 나타나는 당뇨도 면역 이상에 의한 경우가 많다. 점막 조직을 상하게 만드는 베체트, 피부 조직을 공격하면 아토피, 건선, 백반증, 원형탈모를 유발하고, 장을 공격하여 크론, 궤양성대장염, 관절과 척추 쪽에 류머티스 관절염,

강직성척추염 등을 일으키고, 그 외에 전신 질환으로 루푸스, 쇼그렌증후군, 중증근무력증, 다발경화증 등… 수십 가지 종류의 병을 일으킨다. 나타나는 부위와 증상에 따라서 이름이 달리 붙은 것이지 명확한 원인을 모르기 때문에 양의학에서는 면역억제제(대표적인 것이 스테로이드 호르몬)를 처방하는 수밖에 없는 경우가 대부분이다.

왜 면역에 균형이 깨졌는지를 연구한 이론들은 상당히 많다. 그중에서도 한의학을 위시한 통합적인 의학에서는 세 가지를 강조하는데, 첫째, 면역체의 80%까지를 담당한다는 장내세균총이 나빠졌을 경우이다. 두번째로 체온이 떨어진 경우, 셋째로 자율신경 조절이 안 되는 경우로 나뉜다. 이 이유들을 기운으로 분류하면 기본적으로 '한'기를 기저에 깔고 있다. 항생제와 카페인, 우유와 밀가루, 식품첨가물 등이 장내세균총에 나쁜 영향을 많이 주는 것으로 밝혀지고 있는데 이런 음식물들이 장에 작용하면 장 조직들이 차가워져서 파괴되어 유해세균들이 몸속으로 파고든다. 장의 운동성이 약해져도 장이 차가워진다. 들어오지 말아야 할 유해균들이 급격히 늘면 내 몸을 방어하기 위해서 면역체들이 따라서 확 늘어난다. 장내세균총이 건강해지지 않으면 만성적으로 면역불균형이 일어나고, 이로 인해서 면역조절이 안 되어 문제가 생긴다. 운동을 안 하거나, 찬 음식을 먹고, 생활환경에서 체온을 떨어뜨려도 면역이 나빠진다. 나빠진 면역은 조절능력을 상실하고 조그마한 공격에도 속수무책이 된다. 체온을 떨어뜨리는 생활들은 동시에 장을 차게 만드는 데도 영향을 끼치고 장내세균총의 면역 악순환을 반복하게 한다. 뭐니 뭐니 해도 몸을 차게 만들고, 장내세균총을 파괴하는 데 스트레스를 빼놓을 수 없다. 과도한 스트레스는 자율신경계를 교란하여 조절능력을 상실케 한다. 면역조절능력역시 떨어뜨린다. 면역 균형을 이루기 위해서 한기를 몰아내고 따뜻한 생명의 기운을 찾는 것은 가장 우선시되어야 하는 접근이다.

자가면역질환이나 암 같은 질환쯤 되면 단순한 질환이 아니다. 몸의 근본적인 부분들인 정-기-신-혈이 고장나고, 여러 가지 안 좋은 생활습관들이 꾸준히 영향을 끼친 다음, 스트레스도 상당했을 것이고, 거기다 내부와 외부의 여섯 가지 기운들이 복합적으로 작용한 결과일 것이다. 그러니 안 좋은 장을 좋게 만들기 위해서 유산균을 먹고, 체온을 올리기 위해 족욕을 하고, 자율신경을 조절하기 위해 명상하는 것 등은 기본중에 기본이다. 치료를 받으러 와서 유산균을 먹는데 아토피가안 낫는다고 하거나, 갑상선이나 베체트가 3~4개월 만에 치료가 안 된다고 고민에 빠지는 사람들을 보면 마음으로는 이해가 되지만 치료자의 객관적 입장에서는 그러면 안 된다고 진심으로 충고하고 싶다. 이런 질환은 예전에는 불치병으로 분류되었다. 세상에 불치가 어디 있겠는가. 이치에 맞게 치료하면 어떤 병이든 치료할 수 있다. 하지만 치료가 어려운 난치는 분명히 있다. 어렵지만 순리를 밟아나가고, 치료와 생활습관의 조화가 맞아들어가면 천천히라도 치료가 되고 내가 조절할 수 있는 만큼은 분명히 호전이 된다.

약초들은 대부분 면역 균형을 맞추어주는 작용을 한다. 서양 의학에서 약초들을 분석해보니 항산화, 항암, 항염증 작용들을 한다고 밝혀졌다. 거기에 면역이 과도하면 낮춰주고, 면역이 모자라면 높이는 면역조절 작용도 한다고 덧붙이고 싶다. 가끔, '인삼이나 보약을 먹으면 면역이 높아져서 자가면역질환이 심해지는 것 아니에요?', '암에 보약을 먹으면 암세포가 자란다던데요', '근종에 한약을 복용하면 근종이 커진다고 겁을 줘요'라는 경우를 보곤 한다.

한의학이든 서양 의학이든 기본을 모르는 사람들이 근거 없이 상상만으로 하는 말이다. 암 환자들이 가장 주의해야 할 것이 영양부족이다. 암 환자들이 사망하는 큰 원인 중에 하나가 영양불균형인 암악액질 때문이다. 암세포는 내 몸속에 자리 잡고 있으면서 빨대를 꽂아 내 기운을 야금야금 빼먹는다. 내 몸의 영양이 나빠져 기운이 나빠지면, 암세포는 자기가 살기 위해서 기운을 더 많이 빨아당긴다. 결국 영양불균형은 암세포를 더 키우기만 한다. 최근의 여러 연구는 암 환자들에게 영양 균형을 맞추라고 안내를 하고 있다. 얼마 전만 해도 항암 치료나 방사선 치료를 받는 환자들이 굶어 죽었다. 이제는 항암, 방사선 치료받는 분들이 알아서 한의원으로 오고 있다. 근종이나 조직 변형들도 한약 처방을 그에 맞게 잘 하면 정상 조직들의 기운은 회복되고 비정상 조직들이 천천히 무너져간다. 면역도 마찬가지다. 천연적인 치유체들인 항산화, 항염, 항암 약초들은 몸속에서 면역을 조절한다. 면역이 과항진되었으면 낮춰주고, 모자라면 채워준다. 내 몸에 좋은 영향을 주고, 남으면 빠져나가버린다. 부작용이라 해봐야 의학적인 부작용은 거의 없이 배가 부르거나 오줌 색깔이 변하거나, 약간의 두통 혹은 설사를 잠깐 하는 정도의 불편함은 생길 수 있다. 물론, 전문가에 의해서 제대로 된 처방이라는 전제하에. 안 할 이유가 없지 않은가?

면역 질환의 이름 종류에 상관이 없다. 정-기-신-혈 이라는 근본적인 기운을 채우고, 여섯 가지 기운에 맞게끔 치료를 하면서 장 관리와 체온 유지, 자율신경계를 조절하면 면역이 조정되어 치료된다. 거기다 음식과 운동, 수면, 스트레스 조절만 하면 훨씬 빨리 진행되고 꾸준히 유지될 수 있다. 자가면역질환이나 암질환에서는 웬만하면 '완치'라는 표현을 쓰지 않는다. 그보다는 '관해'라는 말을 쓴다. 관해는 마치, 나은 것처럼 불편함을 못 느끼고 사는 상태를 말한다. 보통 5년 이상 관해 상태로 있으면 완치라고까지 표현을 하는 편이다. 관해를 계속 유지하고 질병 요요를 피하려면, 꾸준히 몸공부를 해서 몸관리를 해야 한다.

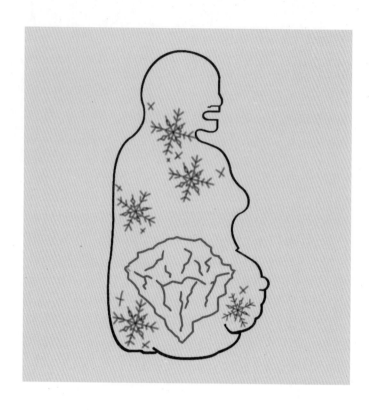

세포들의 기능이 완전히 떨어지면 차가움으로 드러난다. 신장의 기능이 상당히 안 좋아지면 만성질환으로 변한다. 냉기가 단전까지 파고들고, 만성에 만성을 거듭하다 보면 뼛속 깊은 곳까지 침투해서 관절염이 되기도 하고, 면역력을 망가지게 해서 자가면역질환이 되기도 한다. 난치병, 만성병일 때는 때로 부자 같은 독성이 있는 약초를 써야 겨우 치료되기도 한다.

# 복잡하게 얽혀 있는
# 우리 몸

몸이 아프게 되면 그것을 낫게 해줄 약을 찾고, 한 알의 약으로 마치 씻은 듯이 낫게 되기를 누구나 바라게 된다. 하지만 사람의 몸은 그리 호락호락하지 않다. 질환은 여러 단계를 거치고, 원인이 쌓이면서 복잡다단하게 변한다. 실마리 하나를 잘 찾아내서 한 가닥만 당겨 투두둑 하고 모두 풀리면 좋긴 할 텐데, 대부분 엉켜 있는 실타래처럼 풀기 어려울 때가 많다.

사람의 질병이 일반적인 동물의 질병과 다르게 된 데는 여러 가지 이유가 있다. 인간만이 가진 특징들 때문에 인간만이 가진 질병들이 생겼다. 생식을 하지 않고 불을 사용해 조리해 먹게 되면서 미각을 깨운 반면, 장내세균총은 그에 맞게끔 일대 변혁이 이루어졌다. 인간은 이 세상 모든 것을 먹어버리겠다는 듯 잡식의 끝판왕을 보여주었다. 시간이 흘러 현대로 넘어오는 과정에서 전 세계의 음식이 유통되면서 한 계통의 민족 음식에 익숙했던 장내 효소들에 또 혼란을 겪게 됐다. 익숙하지 않은 음식들 중 일부는 알레르기를 유발한다. 현대에 접어들어 인간의 입맛은 자연적인 음식에서 만족하지 않고 인공화합물로 뇌를 속이는 방법까지 향하게 되었다. 가공식품을 만드는 여러 합성화합물들은 공기를 먹어도 딸기 맛이 느껴지게 할 정도로 발전되었다. 맛과 향, 색깔, 식감을 내는 기술이 발전하면서 몸의 건강적인 면에는 생각해야 할 과제들이 쌓이고 있다. 단순한 화학실험상으로는 안전한 영역에 속한다고 하는데, 익혀 먹는 식사의 충격으로부터 장내세균총이 익숙해진 지 만년 정도의 세월이 지난 데 비해서 불과 백 년 정도밖에 안 된 인공조미료, 유전자 변형식품 등 여러 먹거리의 충격을 장이 얼마나 적응할지는 아직 두고 봐야 한다.

생활환경은 급속히 변하고 있고, 사는 환경에서 독소는 점점 많아지고 있으며, 입는 옷, 사는 장소에 따라 몸에 미치는 영향도 제각각이다. 갈수록 몸을 움직이지 않고도 편하게 생활할 수 있게 바뀌고 있어서 몸을 움직이려면 일부러 시간을 내서 휘트니스 센터라도 가야 하는 시대다. 그마저도 운동에 취미가 있지 않은 사람이면 하루 종일 최소한의 움직임만으로 살고 있다.

무엇보다 사람의 질병을 가장 복잡하게 만드는 건 '생각'이다. 생각만큼 복잡한 게 없을 테니, 그 생각 때문에 생기는 질병은 정말 복잡해진다. 여러 단계의 감정, 얽히고설킨 인간 관계에서 오는 스트레스들로 인해 생각만으로도 병을 만들어낼 수있다. 게다가 마음의 병으로 인해서 몸의 병이 종류와 깊이가얼마든지 심해질 수 있다. 심지어 부정적인 생각은 좋은 치료조차 요리조리 피해서 효과를 없애는 능력이 있다. 반대로 긍정적인 생각은 사탕을 먹어도 염증이 치료되게 할 수 있다.

일반적인 동물들은 질환의 종류가 그리 많지 않고, 처치도단편적이다. 다른 동물에 물리고, 어딘가 찔린 외과적인 상처가아니라면 내과적인 질환은 잘 걸리지 않는다. 생활도 단순하고, 먹는 것도 일정하며, 과식도 안 하고, 오히려 공복인 경우가많다. 몸의 구조도 인간에 비해서 단순한 면도 있고, 무엇보다마음에 의한 질병이 없으니 질환이 발전하는 과정도 복잡해지지 않는다. 그런데 우리 집에 기르는 강아지는 왜 자꾸 아프냐고 반문하는 분이 있을까? 우리가 기르는 반려동물들은 집 안에서 함께 살려고 인간처럼 사는 환경을 조성하기 때문에 점점복잡한 질병들을 앓게 된다. 동물답게 살 때와는 판이하게 다른 환경에 노출되어 있다. 동물을 아끼는 마음이 도리어 동물을 괴롭히는 아이러니한 상황이다. 몇백 년이나 몇천 년이 지나 적응을 하면 나아질 수도 있겠지만 집 안에서 사람과 부대끼며 사는 것은 아직은 여러 동물에게 힘든 일이다.

이 상황들을 지금까지 한의학에서 바라보는 인체관으로 다시 설명해보자. 동물들은 일반적으로 먹는 것도 단순하고 생활이 단순하니 내부 기운의 상태도 안정되고 바깥 기운에도 큰 영향을 받지 않으며, 이로 인해 몸 내부에 생기는 환경 역시 편차가 적어서 질병 역시 단순하다. 이에 비해 사람은 내부의 정-기-신-혈도 얽혀 있으면서 경계가 모호할 때가 있고, 바깥 기운인 풍-한-열-습-조-화에 적응할 힘이 떨어지며, 몸 내부 기운으로 만들어지는 풍-한-열-습-조-화의 여섯 기운도 얽히고설켜서 조성이 엄청나게 복잡하다. 내부의 정기는 부족하기 쉽고, 외부의 나쁜 기운은 호시탐탐 침범할 타이밍을 노리며, 내부의 기운은 조화가 깨지려고 한다. 이들이 합해져서 연합으로 공격하면 더 혼란스러워진다. 질병은 대개 그렇게 발전해간다. 머리에 열이 날 때, 머리에서 열이 나는 것일 수도 있고, 머리 쪽 기운이 모자라서일 수도 있으며, 배 속에 습기가 차서일 수도 있고, 아랫배에 찬 기운이 들어와서 그럴 수도 있다. 이런 증상들이 몇 가지만 함께 나타나도 원인들로 만들 수 있는 조합이 무수히 많게 된다. 우리는 몸에 문제가 생겼을 때 이렇게 복잡한 경우의 수들을 한꺼번에 생각하면서 접근해야 비로소 몸을 낫게 할 실마리를 찾을 수 있다. 몸의 일부만 파악하는 것이 아니라, 유기적으로 연결되어 있는 몸의 내외부의 모든 현상을 통합적으로 바라볼 때, 비로소 진정한 몸공부가 이루어진다.

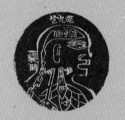

인문학을 공부하면서 고전을 읽는 이유는 무엇인가. 고전
은 옛날에 쓰인 내용일지나 지금 접해도 깊은 지혜와 감동을
내어준다. 그 안에 깃든 교훈은 현재에도 어쩌면 미래에도 여
전히 유효하다. 이렇듯 옛것의 내용이 지금까지 영향을 줄 수
있는 이유는, 인간 생활의 본질적인 부분은 그리 큰 변화가 있
지 않아서다. 인터넷으로 전 지구가 실시간으로 연결되고 서
로의 안부를 물을 수 있는 시대이지만, 그것은 생활의 표면이
다. 우리는 여전히 태어나서 죽음을 맞는 시간의 사슬에 얽매
어 있고, 사랑을 하고 다투는 감정을 시대를 되풀이하며 느끼
고 있으며, 낮이 되면 일을 하고 밤이 되면 잠을 자는 같은 패
턴의 삶을 산다. 그렇기에 춘향전에서 사랑의 짜릿함을 느끼고,
『그리스인 조르바』를 읽으며 자유로운 삶을 꿈꾸고, 플라톤을

읽으면서도 현재의 정치를 논하며, 논어 속에서 지금 살아가는 인간사의 처세를 배운다. 시대를 더 거슬러 올라가 가장 오래된 인류의 고전을 꼽으라면 신이라는 존재와 인간의 의식이 소통하며 만든 성경, 불경 등의 경전을 들 수 있을 것이고, 점토판에 쓰인 온갖 신들의 이야기들도 있다. 이 모든 고전들은 여전히 우리에게 교훈을 주고 규범을 만들면서 우리의 생활에 영향을 미치고 있다.

예로부터 이어져와 지금까지의 삶에 영향을 미치며 익혀 적용할 것이 고전이라면, 앞서 언급한 오래된 고전보다 훨씬 더 오래된 고전이 있다. 바로 인간의 몸 자체이다. 몸과 의식 속에 숨겨진 코드들을 읽어내는 몸공부가 바로 몸을 이해하는 고전공부고 몸의 인문학이다. 이 코드들은 DNA에 의한 유전일 수도 있고, 진화를 거듭하며 쌓인 경험치가 녹아든 것일 수도 있겠다. 해가 뜨면 의식이 깨고, 몸이 따뜻해지며, 밤이 되면 잠이 오고, 활동을 하면 체온이 올라가는 건, 몇천 년 전 책에 쓰여 있어 익혀온 내용이 아니라 수만 년 전부터 자연스레 인간의 몸에 녹아든 삶의 형태다. 지금이라고 해서 (직업이나 사정에 의해 의도적으로 변화를 한 게 아닌 평범한 생활에서는) 밤에 의식이 돌아오고, 아침에 잠이 오지는 않는다. 과식하면 복통이 생기고, 스트레스를 받으면 열을 받아 머리뚜껑이 열린다. 사랑을 하면 즐거운 감정이 일고, 싸우는 일이 생기면 온몸이 긴장되면서 신경이 팽팽해진다. 종류와 정도의 차이는 있지만 예나 지금이나 몸과 마음에는 똑같은 패턴의 자국이 남고 그것이 몸을 변화시킨다. 이 변화 속에서 건강도 영향을 받는다. '건강'을 알려면 이런 변화를 알아차리는 몸공부에서 시작해야 한다.

의학 공부는 몸을 온전히 알아차리는 공부다. 치료라는 것은, 몸속 숨은 코드를 알아내서 불균형이 생기거나 모자라거나 넘쳐나는 현상에 균형을 맞추면서, 채우고 빼는 작업이다. 그러기 위해서는 '사람을 이루는 몸이란 무엇인가', '어떤 원리로 자연계와 교감하나', '모자라고 넘치는 원리는 무엇인가', '몸과 마음의 관계는 어떻게 되나', '왜 몸은 이렇게 생겼나', '이렇게 생긴 건 어떤 작용을 하는가'…… 등등 몸에 대해 본질적으로 질문을 던지는 것에서부터 공부를 시작해야 한다.

지금 현대 의학에서는 공학의 눈부신 발전에 힘입어 몸속을 투시하는 장비를 사용하고 있고, 화학의 힘에 의해서 약물을 처치한다. 세포를 관찰하다 못해 훨씬 이전의 DNA까지 분석하는 단계에 와 있다. 공학과 화학, 생물학 등의 발전은 지금의 서양식 의학을 매우 크게 발전시켰다. 그러나 사람의 몸을 다루는 의학의 본질적인 의미를 놓치고 메스와 화학약품만을 이용하는 것은 매우 경계해야 할 일이다. 사람의 몸이 왜 이런 작동을 하며, 무엇 때문에 질병 현상을 일으키는지 깊이 있는 통찰이 먼저 이루어지고 나면, 몸을 바라보는 시각이 바뀐다. 현상이 일어나도록 하는 생리학적 변화와 병리학적인 이유가 보다 명백해진다. 이렇게 의학을 공부하다 보면, 몸을 관찰하고, 몸에 대해 사유하며, 몸에 숨어 있는 코드들을 파헤치고 싶어진다. 몸이 호소하는 소리에 가만히 귀 기울이다 보면 보다 근본적인 부분들이 보이기 시작하고, 어떤 곳에 문제가 생겨 그런 현상이 일어나는지를 알게 된다. 식사, 활동, 운동, 직업, 감정, 수면상태 등 생활 속의 패턴을 읽어내고, 그에 반응하는 몸과 의식의 상태를 알고 나면 건강을 관리하는 테크닉만 더해지면 된다.

한의학의 텍스트들은 5백여 년 전에 나온 동의보감東醫寶鑑이나 천 년도 훨씬 더 넘은 상한론傷寒論, 황제내경黃帝內經 같은 책에 의한 것이지만, 아직도 건강을 관리하거나 질병 치료에 의미가 있는 것은 이러한 인문학적 이유 때문이다.

몸에 대한 이해는 예나 지금이나 별반 다르지 않다. 여전히 사람의 머리는 위에 있고, 발로 땅을 딛고 산다. 추우면 감기에 더 잘 걸리고, 더우면 땀을 흘린다. 감기는 천 년 전이나 지금이나 같은 패턴으로 나타나고, 지금 유행하는 비염 또한 공해가 없을 때도 그 기록이 있었다. 봄, 여름, 가을, 겨울의 변화에 따라 생활방식이 바뀌고, 밤낮의 행동에 대해서 관찰하고, 시간과 공간의 생활 패턴에 따라 건강관리가 달라지는 것도 똑같다. 감정의 변화가 몸에 미쳐서 질병을 일으키며 스트레스가 온갖 병의 원인인 것도 몇천 년 전과 지금이 같다. 공해의 종류가 바뀌고, 스마트폰을 많이 사용하면서 통증이 생기는 신체 부위가 변화되거나, 밤에도 대낮같이 밝게 해놓고 새벽까지 깨어 있으므로 몸에 변화가 나타나는 식으로 건강관리나 질병의 패턴, 경중에 약간의 변화는 있다. 그렇지만 거시적인 관점에서 보았을 때는 예로부터 이어진 몸에 대한 이해가 여전히 지금까지 유효하다. 그러하기에 몸을 공부하여 자연계의 질서와 몸 내부에서 일어나는 변화에서 생리와 병리를 찾던 한의학으로 지금의 여러 질병을 치료할 수 있는 것이다.

동의보감 속에 있는 훌륭한 정신을 따라서 몸을 이해하는 몸공부를 제대로 할 수 있도록 안내해보고자 했다. 여러분이 열린 마음과 내 몸에서 하는 이야기를 들을 귀를 가지고 편하게 따라오기만 했다면, 몸공부의 문은 열렸을 것이다. 이러한 몸공부를 통해, 내 몸을 온전히 이해할 수 있었기를 바라본다.

**동의보감으로 시작하는**
**마흔의 몸공부**

초판 6쇄 발행 2023년 3월 27일

| | |
|---|---|
| 지은이 | 박용환 |
| 펴낸곳 | 도서출판 이와우 |
| 주소 | 경기도 파주시 운정역길 99-18 |
| 전화 | 031-945-9616 |
| 이메일 | editorwoo@hotmail.com |
| 홈페이지 | www.ewawoo.com |

| | |
|---|---|
| 디자인 | 책은우주다 |
| 본문 그림 | 박서영 |
| 인쇄·제본 | (주)현문 |

출판등록    2013년 7월 8일 제2013-000115호

ISBN 978-89-98933-33-3 (03510)